¿A CUÁL DIETA PUEDE RECURRIR
CUANDO *NADA* MÁS FUNCIONA?

SHRED

Si ha bajado de peso haciendo dieta pero no logra deshacerse de las últimas diez o veinte libras que le faltan, o si nunca ha podido seguir un plan y tiene más peso que perder, esta dieta es la clave:

SHRED

El Dr. Ian Smith, autor con récords de venta y gurú de la dietética, sabe lo que usted debe hacer para cambiar su figura, bajar de peso y dejar libre a ese "yo" tonificado que usted lleva dentro:

SHRED

El Dr. Ian ha creado un plan revolucionario de seis semanas que combina consejos de meriendas, espaciado de las comidas, sustitución de alimentos, ejercitación estratégica y "confusión dietética" en un programa que incrementará el rendimiento de su organismo, estimulará su metabolismo y le ayudará a eliminar permanentemente el exceso de peso. Incluso pueden usarlo quienes padecen de condiciones médicas como diabetes, hipertensión y colesterol alto, siempre y cuando lo hagan en conjunto con un profesional de la salud.

Los TRITURADORES que han alcanzado y han logrado mantenerse en su peso meta, saben que SHRED es una dieta que nunca los deja hambrientos, ¡y algunos se quejan hasta de que es demasiada comida! Es una dieta que usted puede hacer en casa o mientras viaja, que puede personalizar para lograr sus objetivos específicos de pérdida de peso, ¡y le traza el camino para una vida sin libras de más!

¡INCLUYE 30 RECETAS DE SUSTITUCIÓN DE COMIDAS!

SHRED

La dieta revolucionaria

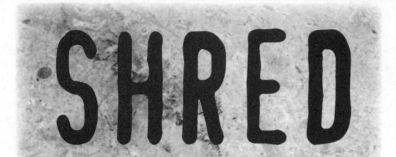

SHRED

La dieta revolucionaria

6 SEMANAS

4 PULGADAS

2 TALLAS

Dr. Ian K. Smith

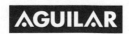

AGUILAR

Título original: *SHRED: THE REVOLUTIONARY DIET*
Publicado originalmente por: St. Martin's Press, New York
Copyright © 2012 por Ian K. Smith, M.D.
© 2013 SHRED: La dieta revolucionaria

© De esta edición:
Santillana USA Publishing Company, Inc.
2023 N.W. 84th Ave.
Doral, FL, 33122
Teléfono: (305) 591-9522
Fax: (305) 591-7473
www.prisaediciones.com

Primera edición: Noviembre de 2013

ISBN: 978-1-62263-201-5

Traducción: Jesús Vega
Diseño de cubierta: Michael Storrings
Foto de cubierta: Tristé Smith

Impreso en el mes de octubre en los talleres de HCI Printing Co.

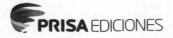

PRISA EDICIONES

Dedico este libro a mi abuelo, Robert S. Cherry, Sr., quien, aun en la novena década de su vida, sigue siendo una fuente de amor, inspiración, motivación, educación y humildad. Te quiero, Abuelo. Tú has sido el cimiento siempre confiable de mi existencia.

Advertencia a los lectores

El propósito de este libro es únicamente informativo. El autor se ha esforzado por garantizar que el mismo contenga información confiable y exacta. Sin embargo, las investigaciones referentes a dietas y nutrición evolucionan continuamente y están sujetas a diversas interpretaciones, por lo cual las conclusiones de este libro podrían diferir de las existentes en otras fuentes. Como la experiencia de cada persona puede variar, los lectores, especialmente aquellos que confrontan problemas de salud, deben consultar a sus médicos o profesionales de la salud antes de adoptar cualquier cambio nutricional partiendo de la información contenida en este libro. Cada lector es responsable de las decisiones que tome con respecto a su propia salud, y tanto el autor como la editorial están eximidos de responsabilidad por los efectos adversos que cualquier persona pudiera experimentar, ya sea directa o indirectamente, al basarse en la información presentada en estas páginas.

Contenido

AGRADECIMIENTOS   xiii

INTRODUCCIÓN   xv

CAPÍTULO 1 : El Concepto SHRED   1

CAPÍTULO 2 : Cómo funciona SHRED   11

CAPÍTULO 3 : Semana 1: Preparación   17

CAPÍTULO 4 : Semana 2: Desafío   43

CAPÍTULO 5 : Semana 3: Transformación   69

CAPÍTULO 6 : Semana 4: Ascenso   95

CAPÍTULO 7 : Semana 5: Purificación   121

CAPÍTULO 8 : Semana 6: Cambio total   161

CAPÍTULO 9 : Meriendas SHRED   189

CAPÍTULO 10 : Recetas de licuados SHRED   201

CAPÍTULO 11 : Recetas de batidos de proteína SHRED   219

CAPÍTULO 12 : Recetas de sopas y cocidos SHRED   223

GLOSARIO EN ORDEN ALFABÉTICO (ESPAÑOL-INGLÉS)   239

GLOSARIO EN ORDEN ALFABÉTICO (INGLÉS-ESPAÑOL)   249

Agradecimientos

Cualquier autor al que le pregunte le dirá que aunque su nombre sea el único que aparece en la portada de un libro, hay muchas otras personas cuyos nombres no aparecen pero que merecen un reconocimiento especial pues sus contribuciones son enormemente vitales para todo el proceso. Probablemente no le resulten familiares los nombres siguientes, pero los considero extremadamente significativos para mí y para el libro que va a leer. No están mencionados en ningún orden en particular que no sea el dictado por los caprichos de mi memoria. De distintas formas, este producto final es un testimonio de agradecimiento para cada uno de ellos: Tristé Smith, Dashiell Smith, Declan Smith, Dana Smith, Liza Rodríguez, Rena Cherry, Jonathan Cardi, Ron Mitchell, Michael Strahan, Rebecca Casey, Maritza Villalobos, Elizabeth Beier, Michelle Richter, Steve Cohen, Matthew Shear, Sally Richardson, John Karle, John Murphy, Michael Storrings, Kerri Resnick, Pam El, Don Arbuckle, Ojinika Obiekwe, Edgar Quijano. Un agradecimiento especial a todos los ciudadanos del país SHRED (www.facebook.com/ShredderNation), quienes me dieron su opinión sobre la dieta al inicio del proceso, perdiendo muchas libras, y haciendo sugerencias útiles que incorporé a esta versión final del plan.

Introducción

Este libro nació por accidente y, como muchas otras cosas maravillosas que llegan de esta forma a nuestra vida, fue algo que no pude ignorar. Trabajaba con una amiga a quien había ayudado a bajar de peso en otra ocasión. Ella había perdido casi un 30 por ciento de su peso en unos 18 meses aproximadamente. Se veía muy bien, se sentía de maravilla y realizaba actividades físicas que no había podido hacer desde que estudiaba en la escuela secundaria. Sin embargo, comenzó a frustrarse porque no podía perder las últimas veinte libras que la llevarían al peso que se había fijado como meta máxima. Presa de la depresión, me llamó para pedirme si podía hacer algo para ayudarla.

Mi primer impulso fue decirle que no quedaba otra cosa por hacer que esforzarse más, ejercitar más, ingerir tal vez menos calorías... O sea, los métodos convencionales para perder peso. Usted los conoce. Yo también. Son de conocimiento general. Sin embargo, volví a revisar sus anotaciones de alimentación y ejercitación, así como mis libros anteriores, los cuales le di en su momento y la condujeron a un éxito tremendo. Al estar sentado ante mi escritorio analizando toda aquella información se me ocurrieron varias cosas. Mi amiga necesitaba algo diferente e innovador. Su organismo se había acostumbrado demasiado a los buenos hábitos. Irónicamente, sus logros estaban impidiéndole que tuviera *más* éxito. Esto me dio la idea de crear un programa en el que usara todos mis conocimientos de dietas estratégicas, combinándolos en un solo plan.

Sería como seleccionar a los mejores jugadores de un equipo y llevarlos al terreno para maximizar las posibilidades de ganar el juego. Me puse a trabajar de inmediato, y durante las dos semanas siguientes elaboré los fundamentos de un plan que creí impulsaría el metabolismo de mi amiga y la ayudaría a salir de aquel frustrante estancamiento. También decidí darle un nombre que representara lo que ella iba a hacer, una palabra de acción para que cada vez que la viera o escuchara, su mente pudiera visualizar lo que estaba ocurriendo internamente durante el curso del programa: SHRED. O sea, TRITURAR aquella grasa pertinaz.

A mi amiga le fue muy bien con el plan. Pudo salir del estancamiento e ir en pos de su éxito máximo. Como siempre estoy tratando de aprender, le pedí su opinión y crítica detallada del programa: qué le había costado demasiado trabajo, qué partes le gustaron más, cómo se podría mejorar, etc. Durante el próximo año seguí trabajando en SHRED, y como varios amigos me pidieron una ayuda diferente a los consejos en mis libros anteriores de dietas que ya habían probado satisfactoriamente, "desempolvé" la versión más reciente de SHRED y se las envié. En cada caso, los resultados fueron los mismos. Todos perdieron peso inmediatamente, y el temido estancamiento quedó atrás. SHRED se había convertido en mi arma secreta.

Al darme cuenta de que había millones de personas luchando con aquellos depósitos de grasa pertinaz, decidí hacer una convocatoria en Twitter, que consistía en enviar diariamente consejos de SHRED a mis seguidores (mi *handle* o identificador en Twitter: @doctoriansmith). No me fue fácil hacerlo con sólo 140 caracteres, pero con cortes y abreviaturas hallé la forma de enviar mis mensajes. Los resultados me dejaron prácticamente sin palabras. Mis seguidores estaban perdiendo cantidades significativas de peso en un breve período de tiempo, algunos hasta 10 libras en una semana. De repente miles de personas se suscribieron al plan, y estaban TRITURANDO la grasa como nunca antes en ningún otro programa. Todos me aseguraban que era el primer programa que les reportaba pérdidas de peso constantes y en ocasiones sin precedentes, y nunca sintieron que pasaran hambre. En algunos casos hasta se quejaron de que TRITURAR implicaba el consumo de demasiados alimentos. ¡Qué clase de problema enfrentaron, pues!

Aquellos primeros TRITURADORES no sólo encontraron el éxito en la balanza, el programa también les transformó la vida de otras formas. Me enviaron mensajes por correo electrónico donde me aseguraban que se sentían confiados y resueltos, y que gozaban de niveles de energía que no habían tenido en muchos años. Se sentían como nuevos. De repente, la vida les resultó una nueva aventura. Lo más revelador fue que todos los que me escribían estaban decididos a nunca retomar los hábitos y el estilo de vida que habían dejado atrás. Esta nueva forma de vivir era mucho más divertida y promisoria. ¡Y los hacía sentir magníficamente!

En la actualidad han surgido TRITURADORES en todo el país, y en sitios tan lejanos como el Reino Unido. Escuchar sus éxitos y su agradecimiento por el plan ha sido mi mayor recompensa. Ninguna dieta es perfecta, y no hay programa que funcione igual para todas las personas. Sin embargo, creo firmemente que, ya sea con la pérdida de peso, las pulgadas de menos, o la rebaja de talla, todos se pueden beneficiar si TRITURAN la grasa. En definitiva no es una dieta, ¡sino una forma de vida! Bienvenido a la nación de los TRITURADORES. ¡Crea! ¡Esfuércese! ¡¡¡Diviértase!!!

Para consejos sobre pérdida de peso y otros temas de salud,

siga al Dr. Ian K. Smith

en Twitter: @doctoriansmith;

o en su sitio Web: www.doctoriansmith.com;

o en su página de Facebook: www.facebook.com/ShredderNation

SHRED

La dieta revolucionaria

CAPÍTULO 1

El Concepto SHRED

SHRED es un plan de dieta revolucionario que combina varias estrategias diferentes con el objetivo de ayudar a las personas a perder peso, tener más confianza en sí mismas y mejorar el bienestar físico general. A diferencia de otros programas que se enfocan simplemente en cuántas libras se han perdido a la hora de pesarse, SHRED también mejora otros factores de salud como la reducción del riesgo de hipertensión y diabetes, además de que aumenta los niveles de energía. Dada la existencia de tantos programas disponibles, es razonable preguntarse por qué hay que elegir SHRED y no otra dieta popular. La respuesta es simple: SHRED le permite consumir alimentos normales y económicos. Es extremadamente sencillo de entender, y no exige que usted alcance la perfección para triunfar. Otro aspecto importante que les ha gustado a muchos TRITURADORES es que la dieta se puede personalizar a base de los resultados que se desean alcanzar, o a cualquier preferencia dietética que se tenga. Usted se dará cuenta de que hacer sustituciones mientras se TRITURA LA GRASA CORPORAL no sólo está permitido sino que se anima, ya que hacerlo no obstaculizará para nada su éxito.

Hay muchos programas que le ayudarán a perder peso, pero muy pocos combinan el equilibrio apropiado entre imponerle retos y no hacerle demasiado difícil asumirlos a largo plazo. Un problema fundamental que tienen muchos planes de dieta es que, si bien ayudan a perder peso, son tan extremos, difíciles o incómodos, que hacen que sea imposible para una persona seguirlos a largo plazo. En cuanto usted deja de seguir el plan, las libras que perdió vuelven a acumularse y, a menudo, a esas se les suman unas cuantas más. Este no es el caso de SHRED: la gran mayoría de las personas encuestadas que probaron con las primeras versiones del programa comentaron repetidamente que, a diferencia de otros planes que habían puesto en práctica, se podían ver siguiendo SHRED por el resto de sus vidas.

En SHRED hay muchos principios en acción que conducen al enorme éxito logrado por tantas personas. La facilidad de su uso ocupa el primer lugar: cada día está planificado con esmero para reducir al mínimo la necesidad de pensar en lo que funciona y lo que resulta inoperante. Irónicamente, muchas de las personas a las que se les ha preguntado sobre programas que les brindan el mayor nivel de flexibilidad para escoger los alimentos que pueden comer, afirman que demasiada flexibilidad hace que la dieta sea más difícil. Resulta arduo tener tantas opciones a elegir. SHRED describe en detalle cada comida que consumirá durante seis semanas, pero además le da muchas posibilidades de hacer sustituciones para intercambiar comidas si así lo desea.

SHRED es un programa de seis semanas. Usted puede seguirlo por más tiempo, pero esas seis semanas se consideran como un ciclo. De acuerdo a los miles de TRITURADORES que han probado el programa y nos han dado su opinión, la pérdida de peso promedio de un ciclo oscila entre 18 y 25 libras. Como ocurre con cualquier otro programa de dieta, los resultados varían para cada persona por varias razones, pero más que con cualquier dieta que he creado o conozco, el factor sorprendente reside en la continuidad de la pérdida de peso. El 93 por ciento de quienes han participado en el programa perdieron peso en cada semana del ciclo. Aun mejor: muchas de las personas que estaban en otros planes de dieta y se habían estancado en un peso, pudieron apreciar que a sólo *una semana* de incorporarse a SHRED volvieron a bajar de peso.

En general, aquellos que están más cerca de alcanzar el peso que se han fijado como meta tienden a rebajar con más lentitud. Sabiendo esto, si usted está en esta categoría no se desaliente si nota que los números de la balanza no descienden rápidamente o de forma significativa al principio. Fíjese en cualquier progreso experimentado, ya sea en un incremento de su energía o la pérdida de pulgadas de cintura. Sin embargo, aquellos que deben rebajar más de 30 libras normalmente comenzarán a ver los resultados de inmediato. Los resultados promedio en el plan SHRED son 6-4-2. En 6 semanas, la mayoría de los que siguen el programa pierden 4 pulgadas y 2 tallas.

Una vez concluido el ciclo inicial de seis semanas, si tiene que bajar más libras, el programa está concebido para que pueda iniciar otro ciclo. Después del primer ciclo, usted puede organizar las semanas del nuevo ciclo de la forma que le sea más conveniente. Es la única manera en que SHRED se puede personalizar para satisfacer sus necesidades. Reconozco que, en lo referente a planes de dieta, no existe una solución "unitalla". Sin embargo, SHRED es lo que más se acerca.

LOS CICLOS DE SHRED

Cada semana de SHRED está diseñada para distinguirse por sí misma y ser diferente a las demás, y tiene un nombre que refleja el tema de la misma: Preparación, Desafío, Transformación, Ascenso, Purificación y Cambio total. Si bien cada semana representa un tramo de su viaje, también se sustenta en el progreso de las precedentes. El programa le enseña a tomar decisiones más inteligentes y tiene estrategias específicas insertadas en los planes diarios de alimentación y ejercicio: unas veces las reconocerá, otras no. Sin embargo, el efecto general consiste en que usted TRITURARÁ grasa continuamente; y verá además cómo disminuyen los números de la balanza y cómo se reducen las pulgadas del lugar en donde necesita rebajarlas: ya sea cintura, muslos o caderas.

Según mi experiencia, los programas que les exigen a sus seguidores cambios extremos en sus hábitos dietéticos y/o de ejercicio son menos efectivos a la larga. Los seguidores nunca pueden participar plenamente del programa porque se les exige demasiado, o sólo pueden realizar una parte, por lo que se sienten desalentados y lo abandonan finalmente. SHRED reconoce algunas realidades verdaderamente fundamentales. Primera: perder peso no es fácil y con mucha frecuencia resulta extremadamente frustrante. Segunda: nadie puede realizar un régimen de alimentación o ejercicios de forma perfecta, y esperar que alguien—cualquiera—sea perfecto y no tenga días malos es totalmente irreal. Tercera: el éxito se logra siguiendo un programa al que uno se pueda ir acoplando poco a poco, no uno cuyo comienzo sea agresivamente riguroso y restrictivo. ¡A nadie le gusta sentirse que está a dieta todo el tiempo!

Preparación. Estos siete días le prepararán para el resto del plan. Esta semana es una introducción al "país" de los TRITURADORES; en ella, aprenderá la importancia de espaciar las comidas, técnicas apropiadas de merienda y cómo suprimir el apetito sin consumir demasiadas calorías. La pérdida de peso promedio en esta semana será de 3.5 libras, pero podría ser menor si usted se encuentra dentro del rango de 20 libras del peso que se propone alcanzar. Mientras más lejos esté de su meta de peso y mientras más malos hayan sido sus hábitos antes de comenzar el programa, más libras perderá. Muchas personas dentro de esta categoría han perdido entre 8 y 10 libras durante la fase de Preparación. El 100% de las personas que han participado en el programa—independientemente de cuánto peso necesitaran perder—respondieron en su encuesta que habían comido bastante, e incluso hubo quienes afirmaron que era *tanta comida* que no pudieron consumir todo lo asignado en los menús diarios.

Desafío es una semana que le exige esforzarse más, pidiéndole que elimine algunos de sus malos hábitos y adopte nuevas conductas que mantendrá por el resto de su vida. Esta semana le asegura que puede lograr más: después de un par de días descubrirá que, a pesar de las dudas iniciales que pueda tener de sí mismo, usted sí puede asumir el reto. Esta semana es como una inyección de confianza, porque le demuestra a quienes están haciendo dieta que a pesar de los fracasos del pasado o lo que consideraron previamente como algo difícil, tienen en realidad todo lo necesario para triunfar. Al final del Desafío estará más motivado que nunca a hacer el compromiso de tener un estilo de vida más sano y lograr las metas que se trazó antes de comenzar con SHRED.

La semana de **Transformación** son siete días vitales en los que la mayoría de los TRITURADORES comenzarán a notar realmente una diferencia; donde no sólo la balanza reflejará sus esfuerzos, sino que al final de esta semana muchos se darán cuenta por primera vez que han perdido una talla de ropa, que sus niveles de energía son mucho mayores y que su perspectiva de éxito en el programa se incrementa de forma sin precedentes. La semana de Transformación está concebida para ser la semana más difícil. En ella se le exigirá el máximo, pero sin llegar al punto en que no pueda manejar el reto. Con estar consciente de que esta semana será la más difícil tiene ganada la mitad de la batalla, para ganar la otra mitad debe mantener su vista en la meta y seguir adelante. Si se concentra, esta semana será su mejor amiga. Lo que deberá visualizar cada día es la grasa que está triturando y cómo está cambiando su figura.

Ascenso es una semana de cambios positivos importantes. Imagínese que durante tres semanas ha estado descendiendo a lo profundo de un pozo. La semana pasada llegó finalmente al fondo del pozo y comenzó a recuperar fuerzas para empezar la escalada que lo sacará de ahí. Los siete días del Ascenso se han creado específicamente para que salga de la oscuridad y se eleve hacia la luz. Como ya usted pasó por la semana más ardua del programa, el Ascenso le servirá como alivio. Seguirá trabajando duro, pero el trabajo no le parecerá tan agotador como el de la semana anterior. Lleno de nuevas fuerzas después de tres semanas en el programa, tendrá la energía suficiente para terminar el resto del ciclo a toda velocidad.

Purificación es una semana que presta atención especial a mejorar la capacidad de su hígado de desintoxicar la sangre. Toda persona —incluso aquellas que comen lo más sanamente posible— acumula algún nivel de toxinas en el organismo. Por tanto, queremos eliminar esas toxinas de la forma más eficiente posible. Como en ocasiones el hígado puede estar demasiado sobrecargado de trabajo, es beneficioso de cuando en cuando darle una mano en sus labores. Hay alimentos que pueden ofrecer ayuda en esta misión pues activan enzimas especiales en el hígado que facilitan el proceso de purificación. También hay alimentos que mejoran la actividad de las vías digestivas, creando una purificación física. Esta semana usted hará ambas cosas, y no sólo mejorará su salud física, sino que seguirá perdiendo peso. Incluso algunos perderán la mayor cantidad de libras en estos siete días.

Cambio total es la última semana del ciclo, y está concebida para ayudarle a terminar el ciclo con una transformación explosiva. Para algunas personas esta será la última semana, en la que habrán llegado a su meta. Para otras, Cambio total es la plataforma de lanzamiento al próximo ciclo. A estas alturas del programa, los TRITURADORES han pasado por las etapas más difíciles y más sencillas del ciclo, y están usando lo aprendido para hacer un cambio total a un nuevo estilo de vida que les servirá para el resto de sus vidas. El propósito de SHRED no es únicamente eliminar las libras de más y los malos hábitos que han contribuido al surgimiento del problema, sino llevarlo al punto en el que ya no necesite estar sometido a un régimen de dieta. Ya no tendrá que seguir al pie de la letra el programa ni los planes de alimentación, pues estará comiendo, bebiendo y ejercitando de una manera que podrá seguir por el resto de sus días.

ESPACIADO DE LAS COMIDAS

Toda dieta pone un énfasis especial en lo que se come, cuánto se come y la cantidad de calorías que se consumen. Estos tres factores ejercen un gran impacto en el aumento de peso, el mantenimiento del mismo o su pérdida, pero muchas personas ignoran otro factor: el espaciado de las comidas. Las investigaciones científicas han demostrado continuamente que espaciar las comidas y meriendas de forma sistemática puede brindar grandes ventajas a la hora de perder peso. Las hormonas como la insulina y el cortisol desempeñan un papel importante en el aumento de peso, y, subsiguientemente, en la pérdida del mismo. Nuevos estudios han revelado que mantener los niveles hormonales lo más constante posible y evitar aumentos repentinos en su liberación y su concentración en los niveles sanguíneos, puede ser un beneficio adicional cuando se sigue una dieta.

SHRED le presta tanta atención a *cuándo* se come como a lo que se come. Durante sus seis semanas de duración, el plan lo orientará a cronometrar estratégicamente las comidas. Todos entendemos la relación entre el número de calorías y el aumento de peso, pero para muchos podría ser un concepto nuevo que las horas en que se hacen las comidas y meriendas puede ser la razón por la cual pierde peso o no. Muchos de nosotros tenemos horarios de comida extremadamente irregulares y perjudiciales: SHRED le introducirá en una rutina que le ayudará a perder peso y además evitará que padezca de esos intensos accesos de apetito entre comidas.

CONFUSIÓN DIETÉTICA

Podemos aprender mucho del mundo de la halterofilia o levantamiento de pesas. Existe un principio bien conocido en lo tocante al levantamiento de pesas llamado "confusión muscular". No todos creen en ese principio, pero tiene apasionados defensores y ha mantenido su vigencia por largo tiempo. Yo lo considero bien interesante. El fundamento de la confusión muscular es que si se realiza el mismo ejercicio —digamos que durante dos meses su régimen consiste en levantar mancuernas de cinco libras en días alternos, con diez repeticiones por cada una de tres series— después de cierto tiempo, los músculos comenzarán a aclimatarse a ese ejercicio. O sea, que mientras más realicen esa rutina, lo harán con mayor eficiencia. Y mientras más eficientes sean a la hora de hacer el ejercicio, más propensión tendrá a estancarse y a no quemar tantas calorías. Esencialmente, los músculos dejarán de estar lo suficientemente presionados o estresados por el ejercicio, porque lo han hecho con demasiada frecuencia o por demasiado tiempo, y ya saben lo que pueden esperar y cómo realizarlo de la mejor manera posible. Ya no necesitan emplear el mismo esfuerzo relativo que se les exigía cuando se comenzó a hacer la rutina. Mientras más se haga ese ejercicio, menos resultados obtendrá de sus esfuerzos.

La teoría de la confusión muscular asegura que es posible confundir a los músculos y evitar el estancamiento variando los tipos de ejercicios, series, repeticiones y pesos. Por tanto, en vez de usar las mancuernas de la misma forma cada vez que ejercita, pruebe un aparato diferente, otro peso y una cantidad diferente de repeticiones. La idea es que, al hacerlo así, seguirá exigiéndole esfuerzo a sus músculos y optimizará el crecimiento y la quema de calorías.

Si bien este concepto se aplica generalmente al crecimiento muscular, SHRED adopta un método teórico similar en lo tocante a la nutrición. La idea es que al comer los mismos alimentos todo el tiempo pueden ocurrir dos cosas. La primera: una mayor posibilidad de aburrimiento. En algún momento se cansará de comer lo mismo y aumentará la tentación de comer algo que no está en el plan, hasta el punto en que comenzará a probar alimentos que no están en el menú. Y una degustación pequeña llevará a una mayor y así sucesivamente hasta que llegue el momento en que ya ni sigue el plan y se inventa sus propias reglas. La segunda situación que podría ocurrir teóricamente es que al comer lo mismo todo el tiempo, el organismo se aclimatará y procesará los alimentos con mayor eficiencia. Este aumento en la eficiencia equivale a una menor necesidad de energía para la digestión. Por tanto, al variar sus opciones nutricionales mantiene al organismo en un estado constante de expectativa, lo cual garantiza el buen funcionamiento de su metabolismo y mantiene su organismo en estado de "confusión". SHRED propone una amplia gama de comidas, con el propósito de disminuir la posibilidad de aburrimiento y posiblemente aumentar la actividad del metabolismo.

LA MENTALIDAD DEL TRITURADOR

Estar a dieta equivale a un 80% de componente mental y un 20% físico. ¿Por qué será que dos personas que siguen el mismo plan pueden tener resultados o niveles de participación tan diferentes? ¿Por qué algunos que se esfuerzan por perder peso pueden mantener a raya el aumento de libras, mientras que otros que también han triunfado vuelven a recuperarlas? ¿Por qué algunas personas abandonan el plan después de tan sólo un par de semanas a pesar de tener éxito? En muchos casos, la mentalidad de cada persona juega un papel importante de esta respuesta. No se puede pasar por alto el componente mental de estar a dieta. Los términos "fuerza de voluntad", "disciplina" y "motivación" son usados de forma universal por la gran mayoría de personas que han intentado perder peso en el pasado pero no lo lograron. Independientemente de lo bueno que pueda ser un plan, si no creemos en él y no lo seguimos, no tendremos éxito. SHRED cuenta con estrategias incorporadas para aumentar la confianza y mantenerlo inspirado a seguir con el plan y triunfar. De hecho, muchas personas se concentran de manera tal en las comidas y ejercicios mientras hacen el ciclo, que ni siquiera se dan cuenta que también están desarrollando la tenacidad mental vital para lograr el éxito.

Muchos programas "castigan" al que se desvíe de lo establecido o no se esfuerce al 100%. SHRED no es de uno esos, sino lo que me gustaría considerar como "un plan misericordioso". Como SHRED comprende que nadie puede comer ni ejercitar a la perfección, no lo exige ni lo espera. Muchas de las personas que han seguido el plan me han enviado mensajes por correo electrónico expresando confianza en que nunca volverán a los malos hábitos que provocaron los apuros de los que finalmente han logrado liberarse. Además, aseguran cómo, por primera vez y después de muchos intentos fallidos de dietas, tienen la fuerza de voluntad para hacer lo que siempre han sabido que es lo correcto. Los TRITURADORES adquieren un nuevo método mental, no sólo en lo que respecta a las comidas, bebidas y ejercicios, sino también para todo lo que existe en la vida.

CAPÍTULO 2
Cómo funciona SHRED

Entre los programas que tienen altos niveles de resultados, SHRED es uno de los más fáciles de seguir. Mi trabajo es tomar los principios complicados de pérdida de peso y transformarlos en estrategias simples y fáciles de implementar, para que usted no tenga que pensar demasiado mientras TRITURA grasa. La primera vez que realice el ciclo de seis semanas, lo hará en el orden exacto que he establecido. Hay muchas razones por las cuales he organizado la secuencia de la forma en que lo he hecho. Para lograr el éxito máximo, le aconsejo que siga al pie de la letra lo que le sugiero.

Cada semana está explicada en detalle; todo lo que usted necesita hacer es seguir las comidas, y, si es necesario, hacer sustituciones. Los capítulos 9, 10, 11 y 12 contienen más de 200 meriendas y más de 50 recetas de licuados, batidos y sopas. Usted puede usar mis sugerencias o buscar las suyas, la clave es asegurarse que todo lo que consuma esté dentro de las normativas establecidas al principio de cada semana y las existentes en el plan diario.

CICLOS

Cada ciclo está compuesto por seis semanas; pero como muchos de ustedes tendrán que hacer más de un ciclo de SHRED para lograr sus objetivos, he escrito el programa para que esto se pueda hacer con la máxima efectividad. Si bien la secuencia de semanas es vital durante el primer ciclo de SHRED, los demás ciclos se pueden personalizar para adaptarlos a su horario y necesidades particulares. Para sacar el mayor provecho de SHRED, es importante que durante el primer ciclo tome notas breves en la medida que van avanzando las semanas. Debe anotar lo que consideró difícil en la semana, qué se le hizo fácil y, finalmente, cuántas libras bajó en ese período de siete días. Esta información es importante, pues si decide hacer un segundo ciclo, podrá organizar estratégicamente las semanas. Digamos que durante la semana 3, Transformación, usted perdió la mayor cantidad de libras. Digamos también que la semana 2, Desafío, es la que mejor le funcionó en lo tocante a su capacidad de seguir en el plan y perder peso al mismo tiempo. Es posible que la semana 4, Ascenso, haya quedado en segundo lugar en cuanto a pérdida de peso. Ya ha terminado el ciclo completo de seis semanas y le quedan 8 libras para lograr su meta. Eso significa que quizá no tenga que realizar nuevamente todo el ciclo de seis semanas pero necesitará dos o tres para rebajar las libras finales. Ahí es donde entran en escena las notas que tomó: vuelva a ellas para ver qué semanas le funcionaron mejor. En nuestro ejemplo, serían las semanas 2, 3 y 4; por tanto, mientras decide cómo va a hacer el próximo ciclo, en vez de comenzar por la semana 1, podría hacerlo con la 2, 3, o 4 y trabajar en ellas para lograr la pérdida de 8 libras que se ha propuesto como meta. Si esas tres semanas no fueran suficientes, puede seguir con alguna de las otras semanas del ciclo.

Para aquellos que desean perder 25 libras o menos, pueden comenzar con la semana 1 del ciclo, pero no se sorprendan si no obtienen resultados notables al principio. El propósito de la semana de Preparación es ayudarlo a organizarse para las próximas 5 semanas, y mientras otras personas perderán de 3 a 5 libras, incluso en ese período preparatorio, usted quizá pierda una cantidad mínima. No se desanime, esto es algo totalmente normal y no obstaculizará el éxito potencial durante el resto del ciclo. El progreso real lo verá en la semana 2, Desafío. Ya que usted comienza el programa más cerca del objetivo que la mayoría, el cumplimiento de las normativas es vital para lograr resultados rápidos y óptimos. Como usted no tiene que perder una cantidad significativa de peso en comparación con muchos otros —que podrían tener 40 libras o más que perder— el margen de error es menor. No hay que desalentarse. Por el contrario, hay que inspirarse para dar lo máximo de sí. Aunque no haría daño comenzar el ciclo con la semana 1, se puede ignorar la etapa de Preparación y empezar directamente con la semana 2.

EJERCITACIÓN

SHRED no sólo se enfoca en lo que usted come, sino también en cómo se mueve. El requisito de ejercitación diario está detallado de la misma manera que los menús para cada día. No hay duda alguna de que usted puede perder una cantidad significativa de peso siguiendo los menús y tomando las decisiones dietéticas que el plan recomienda, pero debe ir en busca de más. El ejercicio es vital para maximizar la pérdida de peso. En esto consiste verdaderamente la intención de TRITURAR grasa. Adoptar mejores opciones nutricionales y una rutina de ejercicios es como darle un golpe maestro a las libras de más. Pero más allá del descenso en los números de la balanza, el ejercicio es esencial para el bienestar general. Desarrollar masa muscular sin grasa mediante ejercicios de resistencia incrementará su metabolismo, lo cual, a su vez, aumenta la cantidad de calorías que quema el organismo. El ejercicio es importante para el fortalecimiento de los huesos, el mejoramiento del flujo sanguíneo, la reducción del riesgo de diabetes y enfermedades cardiacas y el incremento del equilibrio y la flexibilidad.

Cuando el plan pide una cierta cantidad de ejercicio para ese día, también le proporciona la flexibilidad para realizarlo. Por ejemplo, mientras usted se acostumbra a ejercitar de forma regular, en vez de hacer todos los ejercicios diarios recomendados en una sola sesión, usted debería considerar dividirlos en dos sesiones. Digamos que el requerimiento de ejercicios es de 40 minutos, pero usted no tiene tiempo para hacerlo de una vez o su resistencia no le permite completarlo en una sola sesión, en ese caso, tiene toda la libertad de dividirlo en dos sesiones de 20 minutos ese día. La clave no está únicamente en la cantidad de ejercicio que hace, sino también en la intensidad de los mismos. Elimine esa idea errónea de que ejercitar no le proporcionará beneficio alguno y es una pérdida de tiempo. Tiene que elevar su ritmo cardiaco y lograr un buen rendimiento a un nivel moderado de intensidad. Si es capaz de realizar el ejercicio de forma más intensa en un día determinado, logrará su objetivo con mayor rapidez.

El primer ciclo de SHRED sólo exige su participación en ejercicios cardiovasculares. Lo hago así con toda intención. No debe interpretarlo como que los ejercicios de resistencia (levantamiento de pesas libres, aparatos de pesas, bandas de resistencia) son algo malo. Más bien todo lo contrario. De hecho, después de realizar el primer ciclo de SHRED, le recomiendo que incorpore levantamiento de pesas o algún tipo de otro ejercicio de resistencia a su régimen. La creación de masa muscular sin grasa incrementa su metabolismo, el cual, a su vez, le ayudará a quemar más calorías durante el día. Los ejercicios de resistencia tienen otros beneficios adicionales para la salud, como el mejoramiento del flujo sanguíneo, el incremento de la densidad y fuerza ósea, el aumento de movilidad y equilibrio, y además ayudan a evitar trastornos como la diabetes, enfermedades cardiacas y artritis.

Aquellos que hagan más de un ciclo deben comenzar a implementar ejercicios de resistencia durante el segundo. Si carece de experiencia, contrate a un profesional certificado que le dé lecciones para garantizar que está haciendo los ejercicios con seguridad y efectividad. La ejercitación de resistencia no debe sustituir la cardiovascular. Por el contrario, incorpore 20 minutos de ejercicios de resistencia, de 2 a 3 veces por semana, a su rutina cardiovascular o hágalos en los días de descanso. Cualquier opción que prefiera funciona, siempre y cuando pueda incorporarla. La ejercitación de resistencia contribuirá a incrementar la tonificación muscular y a definir la musculatura.

SUSTITUCIONES

La estructura de SHRED se creó con gran esfuerzo y reflexión. Además de los hallazgos de las investigaciones científicas, las primeras opiniones de las miles de personas que han participado en el programa contribuyeron a nutrir de información el plan contenido en este libro. Sin embargo, eso no quiere decir que el plan es perfecto, ni tampoco que no tenga aspectos que puedan ser modificados de forma individual, para perfeccionar su efectividad. A diferencia de otros planes que prohíben el cambio hasta de la más mínima letra, SHRED permite la flexibilidad. Cualquiera puede tener alergias, preferencias de gustos, problemas de acceso, trastornos de salud, etcétera, que le impiden comer o consumir una comida o bebida en particular. Con SHRED usted puede sustituirlos, aunque es importante hacer sustituciones *inteligentes*. Si usted no come carne, pero la opción de comida es carne, obviamente necesitará hacer un cambio. Un pescado o una ensalada son buenas opciones de sustitución; tres porciones de pizza de triple queso no lo son.

En cualquier plan de dieta, es imposible pensar en todos los escenarios posibles y tener en cuenta a todos los fabricantes de alimentos y sus productos. Si algo no está mencionado, eso no quiere decir que está prohibido; haga uso de su buen juicio y trate de tomar decisiones inteligentes. Una parte de convertirse en un TRITURADOR es convertirse en una persona que toma buenas decisiones. Usted enfrentará decisiones durante el resto de su vida, ya sea en el asado en casa de un amigo o en un restaurante durante sus vacaciones familiares, y no siempre tendrá este libro a la mano para guiarlo. Una vez que haya aprendido la filosofía de SHRED y entienda lo que son las opciones inteligentes, podrá comer en cualquier parte sabiendo que puede disfrutar la vida mientras se mantiene en forma y saludable.

MANTENIMIENTO

Llegar a su meta de pérdida de peso no es el único logro importante de su transformación en TRITURADOR. Después de la rebaja inicial de libras, el problema que enfrentará es cómo mantenerla. En su tránsito por el(los) ciclo(s), es vital que comience a adoptar la mayor cantidad posible de conductas de alimentación y ejercitación existentes en SHRED, y que deje permanentemente en el pasado algunas de las decisiones y comportamientos de estilo de vida incorrectos que contribuyeron a sus problemas de peso originales. El éxito verdadero de TRITURAR grasa llega al cabo de un tiempo, cuando se convierte en un modo de vida tal, que ya no tendrá que verificar el plan para garantizar que va por el camino correcto. Estará tomando decisiones más inteligentes. No perfectas, pero más inteligentes. Una vez que haya alcanzado su meta, está listo para la etapa de mantenimiento. Una vez al mes, debe escoger una semana del programa y seguir al pie de la letra sus instrucciones. O sea, como darle mantenimiento a su coche. Usted lleva su auto a un taller mecánico para hacerle una revisión no porque tenga algún problema, sino porque es más inteligente examinar y darle mantenimiento periódicamente a sus piezas, de manera que se puedan detectar problemas y arreglarlos cuando es más económico y rápido. Esperar demasiado es costoso, inconveniente, y un dolor de cabeza mayor. Su mantenimiento SHRED consiste en seguir estrictamente la semana de su elección —no la misma en cada ocasión— una vez al mes. Al cabo de seis meses de mantener su pérdida de peso, podrá hacer el mantenimiento una vez cada dos meses.

Y ahora, ¡¡llegó el momento de TRITURAR!!

CAPÍTULO 3

Semana 1: Preparación

Esta es la primera parte de su viaje. Para algunas personas, la fase de Preparación consistirá en una forma radicalmente diferente de comer y ejercitar, mientras que para otras sólo será ligeramente distinta a lo que ya han estado haciendo. Esta semana le preparará para el éxito conforme avanza por el resto del plan. Y como configurará las semanas que siguen, debe prestar mucha atención al horario de sus comidas, asegurándose que come cada tres a cuatro horas. Sus meriendas —si decide hacerlas— se llevarán a cabo entre comidas, pero nunca a menos de una hora después de una comida. En el capítulo 9 encontrará una selección con más de 200 meriendas, en el 10 tendrá recetas de licuados, en el 11 recetas de batidos de proteína y en el capítulo 12 encontrará ejemplos de recetas de sopas. Le aclaro que no está obligado a usar estas listas o recetas. Las he incluido para su conveniencia y pueden ser extremadamente útiles mientras TRITURA.

La programación de los horarios de comidas es vital para el éxito de este plan. Al principio podría resultarle difícil, pero planifique con antelación y haga lo más que pueda. No es aconsejable "saltar" comidas; aunque sólo coma una pequeña porción, trate de comer algo a su hora. Un ejemplo de los horarios de un día en la fase de Preparación pudiera lucir como la tabla que se encuentra abajo, pero para cada uno de los días, el orden de las comidas y meriendas es tanto intencional como crítico. Además, como algunos días incluyen una cuarta merienda como premio, es bueno que siga atentamente las instrucciones para cada día.

8:30 AM	10:00 AM	11:30 AM	1:00 PM	3:30 PM	7:00 PM	8:30 PM
Comida 1	Merienda 1	Comida 2	Merienda 2	Comida 3	Comida 4	Merienda 3

Aunque probablemente esté ansioso de comenzar el programa, es importante que antes de hacerlo lea primero las normativas de la semana; éstas eliminarán las lagunas que pudiera encontrar y responderán las preguntas que seguramente tendrá. En este programa se pueden hacer sustituciones, pero hágalas con inteligencia y selectividad. Trate de respetar lo más posible el plan como está establecido. ¡Crea! ¡¡Trabaje duro!! ¡¡¡Diviértase!!!

NORMATIVAS DE LA SEMANA 1 DE SHRED

▶ Pésese en la mañana antes de comenzar el programa y anote el resultado. No vuelva a pesarse durante el resto de la semana, espere hasta el mismo día de la semana siguiente por la mañana. Pésese tal y como lo hizo al principio: si se pesó sin ropa inicialmente, vuelva a hacerlo; si se pesó con ropa puesta, vuelva a ponerse la misma ropa para pesarse por segunda vez. Use la misma báscula en ambas ocasiones. *No use* una báscula diferente, pues puede haber una diferencia de hasta varias libras entre distintos modelos de básculas.

▶ Usted deberá comer algo cada tres a cuatro horas aunque no tenga apetito, pero *no* exagere. Coma hasta que no tenga hambre, pero *nunca hasta sentirse lleno.* Si necesita comer menos de lo recomendado, pues adelante, eso será mucho mejor. Si quiere cambiar comidas, eso está permitido, pero trate de hacerlo lo más esporádicamente posible. Por ejemplo, si sabe que lo establecido en la comida 3 es más fácil de conseguir que lo que dicta la comida 2, haga el cambio. Ver con anticipación las comidas del día es importante, pues así se preparará mejor para lo que vendrá. Recuerde, debe hacer una comida cada tres a cuatro horas y las meriendas se deben hacer entre comidas. Una merienda no puede sustituir a una comida.

▶ Debe hacer ejercicio cardiovascular (también conocido como "cardio") durante cinco de cada siete días. Preste atención a las normativas establecidas para ese día. Si tiene que ejercitar en días diferentes que los señalados, proceda, siempre y cuando haga cinco días de actividad física cardiovascular en un período de siete días.

▶ Si no come carne, haga las sustituciones apropiadas con pescado o vegetales.

▶ Esta semana, todos los batidos y licuados deben tener 300 calorías o menos. De ser posible, evite el azúcar adicional en los productos que compre en el mercado.

▶ Cuando cocine o compre sopas, asegúrese de que tengan 300 calorías o menos y un bajo porcentaje de sodio (sal). O sea, que el renglón donde se lee "sodio" o "Na+" en la etiqueta no debe contener más de 480 mg por porción. Trate de consumir alimentos elaborados con sal de mar, pues tiene el mismo sabor, pero un menor contenido de sodio.

▶ Las sopas se pueden consumir con 2 galletas saladas si así lo desea.

▶ Las comidas líquidas se deben consumir con 1 pieza de fruta o 1 porción de verduras.

▶ Debe beber 1 taza de agua antes de la comida y 1 taza de agua durante la comida. Puede añadirle lima o limón al agua y también puede beber agua con gas.

▶ Está permitido beber café, pero sólo 1 taza pequeña por día. Evite las variantes "creativas" —lattes, frappucinos, etc.— rebosantes de calorías. Su café no debe contener más de 50 calorías.

▶ No debe hacer ninguna comida 90 minutos antes de irse a dormir.

▶ Si desea, puede hacer una merienda de 100 calorías antes de irse a la cama.

▶ Seleccione inteligentemente sus meriendas. Evite los *chips*, las rosquillas y los caramelos. Aunque puede comerlos de cuando en cuando, no lo haga a menudo. Si debe comer algo similar a esos productos, hágalo solamente en una de sus meriendas del día y opte por algo más saludable en las otras meriendas.

▶ Si no lo desea, no es necesario que consuma todos los alimentos del menú del día. Pero no "salte" comidas, no coma el doble y no se pase de las normativas de alimentación en lo tocante a tamaño y volumen.

▶ Aunque están permitidos los condimentos como el *ketchup*, la mayonesa y la mostaza, no debe consumir más de una cucharadita en cada comida. Y lo mismo aplica a la salsa de soya.

▶ En cuanto a las especias, no hay límite.

▶ Si bien es preferible comer siempre frutas frescas, están permitidas sus versiones enlatadas y congeladas. Sólo asegúrese de que vienen en agua y no tienen azúcares añadidas.

▶ También están permitidos los vegetales enlatados y congelados, pero esté atento al contenido de sodio.

▶ En lo que a bebidas se refiere, puede beber tanta agua al día como prefiera. A continuación, otras normativas al respecto:

Cero gaseosas regulares

1 lata de gaseosa de dieta por día

Están permitidas las aguas con sabor, pero deben tener menos de 60 calorías

Bebidas deportivas: 1 botella por día, pero con menos de 60 calorías

Opciones de alcohol: 1 bebida preparada dos veces por semana, *o* 3 cervezas *light* a la semana, *o* 3 vasos convencionales de vino (tinto o blanco) a la semana

SEMANA 1 DE SHRED, DÍA 1

NOTA

Se puede beber una taza de café cada día. Pero adiciónele la mínima cantidad de azúcar y leche posible. Evite por todos los medios esas mezclas de café abundantes en calorías como *caramel macchiato, cinnamon dolce latte, caffé latte*, etc.

Si elije una gaseosa de dieta como bebida, sólo le estará permitido una lata de 12 onzas por día como máximo. Trate de elegir bebidas más nutritivas.

Puede comer dos rebanadas de pan 100% de grano entero o 100% de trigo entero a cualquier hora del día. Pero *sólo* dos rebanadas.

COMIDA 1

- 1 pieza de fruta

- Escoja uno de los siguientes:

    1 tazón pequeño de avena (1½ tazas de avena cocinada)

    2 claras de huevo *o* una tortilla de 1 clara con vegetales en cuadritos (hecho con 2 claras como máximo)

    1 tazón pequeño de cereal sin azúcar con leche de vaca descremada sin grasa o con 1% de grasa

    1 envase de yogur bajo en grasa o sin grasa

    1 taza de jugo natural que *no* proceda de concentrado (toronja, manzana, naranja, tomate, zanahoria)

MERIENDA 1

- 100 calorías o menos

COMIDA 2

- Escoja uno de los siguientes. Recuerde que su opción no debe superar las 300 calorías ni contener azúcares añadidos:

    1 licuado de fruta

    1 batido de proteína

    1 tazón de sopa (sin papa, crema o carne). Algunas buenas opciones para sopas: verduras, lentejas, garbanzos, guisantes partidos, frijoles negros, crema de tomate, etc. ¡Ojo con el contenido de sodio!

- 1 pieza de fruta *o* 1 porción de vegetales

- Escoja una de las siguientes opciones de bebidas:

    1 lata de 12 onzas de gaseosa de dieta

    1 taza de limonada (preferiblemente recién exprimida)

    Toda el agua que quiera (con o sin gas)

    1 taza de agua con sabor

    1 taza de jugo (que *no* proceda de concentrado)

    1 taza de té helado sin azúcar o cualquier otro tipo de té

    1 taza de leche de vaca baja en grasa o sin grasa, de leche de soya sin azúcar o de leche de almendras sin azúcar

MERIENDA 2

- 150 calorías o menos

COMIDA 3

- 1 ensalada pequeña (sin trocitos de tocino o crutones); 3 cucharadas máximo de aderezo sin grasa
- Escoja uno de los siguientes:
    1 pieza de pollo (4-6 oz, sin piel, que no sea frito)
    1 pieza de pavo (4-6 oz, sin piel, que no sea frito)
    1 pieza de pescado (4-6 oz, que no sea frito)
    Si lo desea, puede comer 1 lasca de queso
- 1 porción de vegetales
- Escoja una de las siguientes opciones de bebidas, debe ser distinta a la que escogió para la comida 2:
    1 lata de 12 onzas de gaseosa de dieta
    1 taza de limonada (preferiblemente recién exprimida)
    Toda el agua que quiera (con o sin gas)
    1 taza de agua con sabor
    1 taza de jugo (que no proceda de concentrado)
    1 taza de té helado sin azúcar o cualquier otro tipo de té
    1 taza de leche de vaca baja en grasa o sin grasa, de leche de soya sin azúcar o de leche de almendras sin azúcar

COMIDA 4

- 3 porciones de vegetales
- 1 taza de frijoles (que no sean en salsa de tomate con especias y endulzados)
- Escoja una de las siguientes opciones de bebidas. Si puede, trate de elegir algo diferente a lo que bebió en las comidas 2 y 3. No tiene que hacerlo, pero trate:
    1 lata de 12 onzas de gaseosa de dieta
    1 taza de limonada (preferiblemente recién exprimida)
    Toda el agua que quiera (con o sin gas)
    1 taza de agua con sabor

1 taza de jugo (que *no* proceda de concentrado)

1 taza de té helado sin azúcar o cualquier otro tipo de té

1 taza de leche de vaca baja en grasa o sin grasa, de leche de soya sin azúcar o de leche de almendras sin azúcar

MERIENDA 3

- 100 calorías o menos

EJERCICIOS

- El propósito de estos ejercicios es hacerle esforzarse en un breve período de tiempo. El tiempo equivale al marco de duración en el que espero que haga los ejercicios. Muchas personas pasan mucho tiempo en el gimnasio hablando y en otras cosas que nada tienen que ver con el verdadero objetivo de acudir a un gimnasio. El reloj no comenzará a andar hasta que usted esté en movimiento y se detendrá cuando usted lo haga. Para obtener mejores resultados sin perder tiempo es importante que se mantenga enfocado y eficiente. Haga estos ejercicios a niveles moderados de intensidad. Para que sean efectivos y ejerzan un impacto en su quema de calorías y metabolismo, tiene que elevar su ritmo cardiaco. No necesita ir a un gimnasio para hacer estos ejercicios, puede hacer una gran rutina en su propia casa. Trate de escoger una rutina diferente a la última que hizo. A continuación, le propongo algunos ejercicios de intervalos de 15 minutos que debería probar. Si el programa le pide ejercitar durante 45 minutos, haga 15 minutos en la estera, 15 minutos en la bicicleta y 15 minutos en la escaladora. De usted depende su división, pero tenga en cuenta que cambiar su rutina es generalmente más ventajoso que hacer los mismos ejercicios durante toda la sesión.

- Cantidad de ejercicios hoy: Mínimo 30 minutos. Si quiere hacer más ¡mucho mejor! ¡Esfuércese todo lo que pueda!

- Escoja de esta lista de ejercicios cardiovasculares. Si necesita dividir el tiempo en dos sesiones, es totalmente aceptable. Pero lo más importante es que haga los ejercicios en la cantidad mínima de tiempo indicada:

Trotar al aire libre

Caminar/trotar en la estera

Aparato elíptico

Bicicleta fija o móvil

Natación

Escaladora

Brincar la cuerda 225 veces

Intervalos de caminar/correr en la estera

Zumba u otro tipo de ejercicio aeróbico

Clase de *spinning*

Otros programas de cardio de alta intensidad

Aparato de remos

SEMANA 1 DE SHRED, DÍA 2

COMIDA 1

- 1 pieza de fruta (escoja una pera, toronja o manzana si es posible)
- Escoja uno de los siguientes:

  1 tazón pequeño de avena (1½ tazas de avena cocinada)

  2 claras de huevo *o* una tortilla de 1 clara con vegetales en cuadritos (hecho con 2 claras como máximo)

  1 tazón pequeño de cereal sin azúcar con leche de vaca descremada sin grasa o con 1% de grasa

- 1 rebanada de pan 100% de grano entero o 100% de trigo entero
- 1 taza de jugo natural que *no* sea de concentrado (toronja, manzana, naranja, zanahoria, pera, tomate, etc.)

MERIENDA 1

- 100 calorías o menos

COMIDA 2

- 1 sándwich de pollo o pavo en pan 100% de trigo entero o 100% de grano entero; lechuga, tomate, 1 lasca de queso y 1 cucharadita de mostaza o mayonesa si así lo desea. (Siempre puede sustituir una comida con una ensalada mediana; pero recuerde que debe ser con 3 cucharadas máximo de aderezo sin grasa, sin trocitos de tocino o crutones)

- 1 porción de vegetales

- Escoja una de las siguientes opciones de bebidas:

    1 lata de 12 onzas de gaseosa de dieta

    1 taza de limonada (preferiblemente recién exprimida)

    Toda el agua que quiera (con o sin gas)

    1 taza de agua con sabor

    1 taza de jugo (que *no* proceda de concentrado)

    1 taza de té helado sin azúcar o cualquier otro tipo de té

    1 taza de leche de vaca baja en grasa o sin grasa, de leche de soya sin azúcar o de leche de almendras sin azúcar

MERIENDA 2

- 150 calorías o menos

COMIDA 3

- Escoja una de las siguientes opciones; no debe pasar de 300 calorías:

    1 licuado de fruta

    1 batido de proteína

    1 tazón de sopa (sin papa o crema). Algunas buenas opciones: pollo con fideos, verduras, lentejas, garbanzos, guisantes partidos, frijoles negros, crema de tomate, etc. ¡Ojo con el contenido de sodio!

- 1 pieza de fruta *o* 1 porción de vegetales

- Escoja una de las siguientes opciones de bebidas, trate de elegir algo distinto a lo que escogió para la comida 2:

    1 lata de 12 onzas de gaseosa de dieta

    1 taza de limonada (preferiblemente recién exprimida)

    Toda el agua que quiera (con o sin gas)

1 taza de agua con sabor

1 taza de jugo (que no proceda de concentrado)

1 taza de té helado sin azúcar o cualquier otro tipo de té

1 taza de leche de vaca baja en grasa o sin grasa, de leche de soya sin azúcar o de leche de almendras sin azúcar

MERIENDA 3

- 100 calorías o menos

COMIDA 4

- Escoja uno de los siguientes:

    1 pieza de pollo (5 oz, sin piel, que no sea frito)

    1 pieza de pescado (5 oz, que no sea frito)

    1 pieza de pavo (5 oz, sin piel, que no sea frito)

- 2 porciones de vegetales

- Escoja una de las siguientes opciones de bebidas. Si puede, trate de elegir algo diferente a lo que bebió en las comidas 2 y 3:

    1 lata de 12 onzas de gaseosa de dieta

    1 taza de limonada (preferiblemente recién exprimida)

    Toda el agua que quiera (con o sin gas)

    1 taza de agua con sabor

    1 taza de jugo (que no proceda de concentrado)

    1 taza de té helado sin azúcar o cualquier otro tipo de té

    1 taza de leche de vaca baja en grasa o sin grasa, de leche de soya sin azúcar o de leche de almendras sin azúcar

EJERCICIOS

- Cantidad de ejercicios hoy: Mínimo 45 minutos. Si quiere hacer más ¡mucho mejor! ¡Esfuércese todo lo que pueda!

- Escoja en esta lista de ejercicios cardiovasculares. Si necesita dividir el tiempo en dos sesiones, es totalmente aceptable. Pero lo más importante es que haga los ejercicios en la cantidad mínima de tiempo indicada:

Trotar al aire libre

Caminar/trotar en la estera

Aparato elíptico

Bicicleta fija o móvil

Natación

Escaladora

Brincar la cuerda 225 veces

Intervalos de caminar/correr en la estera

Zumba u otro tipo de ejercicio aeróbico

Clase de *spinning*

Otros programas de cardio de alta intensidad

Aparato de remos

SEMANA 1 DE SHRED, DÍA 3

COMIDA 1

- 1 pieza de fruta (escoja pera o toronja)
- Escoja uno de esta lista:

    1 tazón pequeño de avena (1½ tazas de avena cocinada)

    2 claras de huevo *o* una tortilla de 1 clara con vegetales en cuadritos (hecho con 2 claras como máximo)

    1 tazón pequeño de cereal sin azúcar con leche de vaca descremada sin grasa o con 1% de grasa

    2 panqueques y 2 tiras de tocino (los panqueques no pueden ser más grandes que un CD, no más de 1½ cucharadas de sirope, un poco de mantequilla; pruebe con tocino de pavo)

    1 tazón pequeño de crema de trigo (1 taza cocinada)

    1 yogur de 6 onzas bajo en grasa o sin grasa

- 1 taza de jugo que *no* sea de concentrado (toronja, manzana, naranja, zanahoria, pera, tomate, etc.)

MERIENDA 1

- 100 calorías o menos

COMIDA 2

- Escoja uno de los siguientes. Sea cual sea su opción, debe ser de 300 calorías o menos:

  1 licuado de fruta

  1 batido de proteína

  1 tazón de sopa (sin papa o crema). Buenas opciones: pollo con fideos, verduras, lentejas, garbanzos, guisantes partidos, frijoles negros, crema de tomate, etc. ¡Ojo con el contenido de sodio!

- 1 pieza de fruta *o* 1 porción de vegetales

- Escoja una de las siguientes opciones de bebidas:

  1 lata de 12 onzas de gaseosa de dieta

  1 taza de limonada (preferiblemente recién exprimida)

  Toda el agua que quiera (con o sin gas)

  1 taza de agua con sabor

  1 taza de jugo (que *no* proceda de concentrado)

  1 taza de té helado sin azúcar o cualquier otro tipo de té

  1 taza de leche de vaca baja en grasa o sin grasa, de leche de soya sin azúcar o de leche de almendras sin azúcar

MERIENDA 2

- 150 calorías o menos

COMIDA 3

- 1 sándwich de pollo o pavo en pan 100% de trigo entero o 100% de grano entero; lechuga, tomate, 1 lasca de queso y 1 cucharadita de mostaza o mayonesa si así lo desea.

- 1 ensalada pequeña de varias lechugas (con 3 cucharadas máximo de aderezo sin grasa, sin trocitos de tocino o crutones)

- Escoja una de las siguientes opciones de bebidas, trate de que sea distinta a la que escogió para la comida 2:

  1 lata de 12 onzas de gaseosa de dieta

1 taza de limonada (preferiblemente recién exprimida)

Toda el agua que quiera (con o sin gas)

1 taza de agua con sabor

1 taza de jugo (que *no* proceda de concentrado)

1 taza de té helado sin azúcar o cualquier otro tipo de té

1 taza de leche de vaca baja en grasa o sin grasa, de leche de soya sin azúcar o de leche de almendras sin azúcar

MERIENDA 3

- 100 calorías o menos

COMIDA 4

- Escoja uno de los siguientes:

    1 pieza de pollo (5 oz, sin piel, que no sea frito)

    1 pieza de pescado (5 oz, que no sea frito)

    1 pieza de pavo (5 oz, sin piel, que no sea frito)

- ½ taza de arroz integral (cocinado)

- 1 porción de vegetales

- Escoja una de las siguientes opciones de bebidas. Si puede, trate de elegir algo diferente a lo que bebió en las comidas 2 y 3:

    1 lata de 12 onzas de gaseosa de dieta

    1 taza de limonada (preferiblemente recién exprimida)

    Toda el agua que quiera (con o sin gas)

    1 taza de agua con sabor

    1 taza de jugo (que *no* proceda de concentrado)

    1 taza de té helado sin azúcar o cualquier otro tipo de té

    1 taza de leche de vaca baja en grasa o sin grasa, de leche de soya sin azúcar o de leche de almendras sin azúcar

EJERCICIOS

- Día de descanso. Pero si le inspira hacer algo, hágalo, por favor. Cada minuto de ejercicio quema más calorías y le acerca más a su objetivo. Incluso puede practicar un deporte, que puede ser una manera divertida de quemar calorías sin sentir que está ejercitando.

SEMANA 1 DE SHRED, DÍA 4

COMIDA 1

- 1 pieza de fruta (escoja pera o toronja)
- Escoja uno de esta lista. De ser posible, no desayune lo mismo todas las mañanas:

  1 sándwich de queso a la parrilla con pan 100% de grano entero o 100% de trigo entero

  1 tazón pequeño de avena (1½ tazas de avena cocinada)

  2 claras de huevo *o* una tortilla de 1 clara con vegetales en cuadritos (hecho con 2 claras como máximo)

  1 tazón pequeño de cereal sin azúcar con leche de vaca descremada sin grasa o con 1% de grasa

  2 panqueques y 2 tiras de tocino (los panqueques no pueden ser más grandes que un CD, no más de 1½ cucharadas de sirope, un poco de mantequilla; pruebe con tocino de pavo)

  1 tazón pequeño de crema de trigo (1 taza cocinada)

- 1 taza de jugo natural que *no* proceda de concentrado (toronja, manzana, naranja, zanahoria, pera, tomate, etc.)

MERIENDA 1

- 100 calorías o menos

COMIDA 2

- 1 ensalada pequeña de varias lechugas (con 3 cucharadas máximo de aderezo sin grasa, sin trocitos de tocino o crutones)
- 1 tazón de sopa (sin papa o crema). Buenas opciones: pollo con fideos, verduras, lentejas, garbanzos, guisantes partidos, frijoles negros, crema de tomate, etc. ¡Ojo con el contenido de sodio!
- Escoja una de las siguientes opciones de bebidas:

  1 lata de 12 onzas de gaseosa de dieta

  1 taza de limonada (preferiblemente recién exprimida)

Toda el agua que quiera (con o sin gas)

1 taza de agua con sabor

1 taza de jugo (que *no* proceda de concentrado)

1 taza de té helado sin azúcar o cualquier otro tipo de té

1 taza de leche de vaca baja en grasa o sin grasa, de leche de soya sin azúcar o de leche de almendras sin azúcar

MERIENDA 2

- 150 calorías o menos

COMIDA 3

- 1 licuado de fruta *o* 1 batido de proteína (300 calorías o menos; ¡cero azúcar añadida!)
- 1 pieza de fruta *o* 1 porción de vegetales
- Escoja una de las siguientes opciones de bebidas, trate de que sea distinta a la que escogió para la comida 2:

  1 lata de 12 onzas de gaseosa de dieta

  1 taza de limonada (preferiblemente recién exprimida)

  Toda el agua que quiera (con o sin gas)

  1 taza de agua con sabor

  1 taza de jugo (que *no* proceda de concentrado)

  1 taza de té helado sin azúcar o cualquier otro otro tipo de té

  1 taza de leche de vaca baja en grasa o sin grasa, de leche de soya sin azúcar o de leche de almendras sin azúcar

MERIENDA 3

100 calorías o menos

COMIDA 4

- Escoja de la lista siguiente:

  1 pieza de carne de res magra (5 oz, que no sea frita)

  1 pieza de pollo (5 oz, sin piel, que no sea frito)

  1 pieza de pescado (5 oz, que no sea frito)

  1 pieza de pavo (5 oz, sin piel, que no sea frito)

- 1 porción de vegetales
- Media batata asada (sin crema batida u otro tipo de aderezo; puede añadirle 1 cucharadita de mantequilla)
- Escoja una de las siguientes opciones de bebidas. Si puede, trate de elegir algo diferente a lo que bebió en las comidas 2 y 3:

  1 lata de 12 onzas de gaseosa de dieta

  1 taza de limonada (preferiblemente recién exprimida)

  Toda el agua que quiera (con o sin gas)

  1 taza de agua con sabor

  1 taza de jugo (que *no* proceda de concentrado)

  1 taza de té helado sin azúcar o cualquier otro tipo de té

  1 taza de leche de vaca baja en grasa o sin grasa, de leche de soya sin azúcar o de leche de almendras sin azúcar

EJERCICIOS

- Cantidad de ejercicios hoy: Mínimo 40 minutos. Si quiere hacer más ¡mucho mejor! ¡Esfuércese todo lo que pueda!
- Escoja de esta lista de ejercicios cardiovasculares. Si necesita dividir el tiempo en dos sesiones, es totalmente aceptable. Lo más importante es que haga los ejercicios en la cantidad mínima de tiempo indicada. ¡Trabaje duro!:

  Trotar al aire libre

  Caminar/trotar en la estera

  Aparato elíptico

  Bicicleta fija o móvil

  Natación

  Escaladora

  Brincar la cuerda 225 veces

  Intervalos de caminar/correr en la estera

  Zumba u otro tipo de ejercicio aeróbico

  Clase de *spinning*

  Otros programas de cardio de alta intensidad

  Aparato de remos

SEMANA 1 DE SHRED, DÍA 5

COMIDA 1

- 1 pieza de fruta (que sea diferente a la de ayer)
- Escoja uno de esta lista. Si es posible, no desayune lo mismo cada mañana:

    1 tazón pequeño de avena (1½ tazas de avena cocinada)

    2 claras de huevo *o* una tortilla de 1 clara con vegetales en cuadritos (hecho con 2 claras como máximo)

    1 tazón pequeño de cereal sin azúcar con leche de vaca descremada sin grasa o con 1% de grasa

- 1 taza de jugo que *no* proceda de concentrado (toronja, manzana, naranja, zanahoria, pera, tomate, etc.)

MERIENDA 1

- 100 calorías o menos

COMIDA 2

- 1 licuado de fruta *o* 1 batido de proteína (300 calorías o menos; ¡nada de azúcar adicional!)
- 1 pieza de fruta *o* 1 porción de vegetales
- Escoja una de las siguientes opciones de bebidas:

    1 lata de 12 onzas de gaseosa de dieta

    1 taza de limonada (preferiblemente recién exprimida)

    Toda el agua que quiera (con o sin gas)

    1 taza de agua con sabor

    1 taza de jugo (que *no* proceda de concentrado)

    1 taza de té helado sin azúcar o cualquier otro tipo de té

    1 taza de leche de vaca baja en grasa o sin grasa, de leche de soya sin azúcar o de leche de almendras sin azúcar

MERIENDA 2

- 150 calorías o menos

COMIDA 3

- 1 ensalada pequeña de varias lechugas (con 1 cucharada máximo de aderezo sin grasa, sin trocitos de tocino o crutones)
- 1 tazón de sopa (sin papa o crema). Buenas opciones: pollo con fideos, verduras, lentejas, garbanzos, guisantes partidos, frijoles negros, crema de tomate, etc. ¡Ojo con el contenido de sodio!
- Escoja una de las siguientes opciones de bebidas, trate de que sea distinta a la que escogió para la comida 2:

  1 lata de 12 onzas de gaseosa de dieta

  1 taza de limonada (preferiblemente recién exprimida)

  Toda el agua que quiera (con o sin gas)

  1 taza de agua con sabor

  1 taza de jugo (que *no* proceda de concentrado)

  1 taza de té helado sin azúcar o cualquier otro tipo de té

  1 taza de leche de vaca baja en grasa o sin grasa, de leche de soya sin azúcar o de leche de almendras sin azúcar

MERIENDA 3

- 100 calorías o menos

COMIDA 4

- Escoja de la lista siguiente:

  1 pieza de pollo (5 oz, sin piel, que no sea frito)

  1 pieza de pescado (5 oz, que no sea frito)

  1 pieza de pavo (5 oz, sin piel, que no sea frito)

- 2 porciones de vegetales
- Escoja una de las siguientes opciones de bebidas. Si puede, trate de elegir algo diferente a lo que bebió en las comidas 2 y 3:

  1 lata de 12 onzas de gaseosa de dieta

  1 taza de limonada (preferiblemente recién exprimida)

  Toda el agua que quiera (con o sin gas)

  1 taza de agua con sabor

  1 taza de jugo (que *no* proceda de concentrado)

  1 taza de té helado sin azúcar o cualquier otro tipo de té

1 taza de leche de vaca baja en grasa o sin grasa, de leche de soya sin azúcar o de leche de almendras sin azúcar

MERIENDA 4

- 100 calorías o menos

EJERCICIOS

- Cantidad de ejercicios hoy: Mínimo 40 minutos. Si quiere hacer más ¡mucho mejor! ¡Esfuércese todo lo que pueda!
- Escoja de esta lista de ejercicios cardiovasculares. Si necesita dividir el tiempo en dos sesiones, es totalmente aceptable. Lo más importante es que haga los ejercicios en la cantidad mínima de tiempo indicada. ¡Trabaje duro!:

    Trotar al aire libre
    Caminar/trotar en la estera
    Aparato elíptico
    Bicicleta fija o móvil
    Natación
    Escaladora
    Brincar la cuerda 225 veces
    Intervalos de caminar/correr en la estera
    Zumba u otro tipo de ejercicio aeróbico
    Clase de *spinning*
    Otros programas de cardio de alta intensidad
    Aparato de remos

SEMANA 1 DE SHRED, DÍA 6

COMIDA 1

- 1 pieza de fruta
- Escoja uno de los siguientes:
    1 tazón pequeño de avena (1½ tazas de avena cocinada)

2 claras de huevo *o* una tortilla de 1 clara con vegetales en cuadritos (hecho con 2 claras como máximo)

1 tazón pequeño de cereal sin azúcar con leche de vaca descremada sin grasa o con 1% de grasa

1 sándwich de queso a la parrilla con pan 100% de grano entero o 100% de trigo entero

1 taza de jugo natural que *no* proceda de concentrado (toronja, manzana, naranja, zanahoria, pera, tomate, etc.)

MERIENDA 1

- 150 calorías o menos

COMIDA 2

- Escoja uno de los siguientes. Debe tener 300 calorías o menos:

    1 licuado de fruta

    1 batido de proteína

    1 tazón de sopa (sin papa o crema). Buenas opciones: pollo con fideos, verduras, lentejas, garbanzos, guisantes partidos, frijoles negros, crema de tomate, etc. ¡Ojo con el contenido de sodio!

    1 pieza de fruta *o* 1 porción de vegetales

- Escoja una de las siguientes opciones de bebidas:

    1 lata de 12 onzas de gaseosa de dieta

    1 taza de limonada (preferiblemente recién exprimida)

    Toda el agua que quiera (con o sin gas)

    1 taza de agua con sabor

    1 taza de jugo (que *no* proceda de concentrado)

    1 taza de té helado sin azúcar o cualquier otro tipo de té

    1 taza de leche de vaca baja en grasa o sin grasa, de leche de soya sin azúcar o de leche de almendras sin azúcar

MERIENDA 2

- 100 calorías o menos

COMIDA 3

- Escoja uno de los siguientes:

    1 pieza de pollo (4-6 oz, sin piel, que no sea frito)

    1 pieza de pescado (4-6 oz, que no sea frito)

    1 pieza de pavo (4-6 oz, sin piel, que no sea frito)

    Si lo desea, puede comer una lasca de queso

- 1 porción de vegetales

- ½ taza de arroz blanco *o* 1 taza de arroz integral (medida después de cocinado)

- Escoja una de las siguientes opciones de bebidas, debe ser distinta a la que escogió para la comida 2:

    1 lata de 12 onzas de gaseosa de dieta

    1 taza de limonada (preferiblemente recién exprimida)

    Toda el agua que quiera (con o sin gas)

    1 taza de agua con sabor

    1 taza de jugo (que no proceda de concentrado)

    1 taza de té helado sin azúcar o cualquier otro tipo de té

    1 taza de leche de vaca baja en grasa o sin grasa, de leche de soya sin azúcar o de leche de almendras sin azúcar

MERIENDA 3

- 100 calorías o menos

COMIDA 4

- 1 ensalada grande (3 tazas de lechugas diversas; sin trocitos de tocino o crutones; 3 cucharadas de aderezo sin grasa; está permitido añadirle ¼ de taza de queso rallado)

- 1 taza de frijoles, garbanzos, lentejas u otras legumbres (los frijoles no pueden ser en salsa de tomate con especias y endulzados)

- Escoja una de las siguientes opciones de bebidas. Si puede, trate de elegir algo diferente a lo que bebió en las comidas 2 y 3:

    1 lata de 12 onzas de gaseosa de dieta

    1 taza de limonada (preferiblemente recién exprimida)

    Toda el agua que quiera (con o sin gas)

1 taza de agua con sabor

1 taza de jugo (que *no* proceda de concentrado)

1 taza de té helado sin azúcar o cualquier otro tipo de té

1 taza de leche de vaca baja en grasa o sin grasa, de leche de soya sin azúcar o de leche de almendras sin azúcar

MERIENDA 4

- Escoja una de las siguientes opciones:

    Mezcla de frutas secas y nueces (½ taza de nueces crudas con semillas de girasol o calabaza y frutas secas)

    2 dátiles rellenos con almendras (quíteles la semilla y sustitúyala con unas cuantas almendras)

    ½ taza de pasas, nueces crudas y una pizca de sal de mar (mezcle todo)

    3 rodajas de tomate y albahaca fresca con un chorrito de aceite de oliva

    ½ pepino cortado en rodajas con un poco de sal de mar, aderezado con una vinagreta sin grasa

    1 taza de puré de manzana sin azúcar

    10 cerezas mezcladas con un puñado de nueces (anacardos, almendras o nueces)

    8 zanahorias *baby* con 2 cucharadas de *hummus*

    "Hormigas sobre un tronco" (2 tallos de apio con 1 cucharada de mantequilla de nuez cruda y 1 cucharada de pasas orgánicas)

    1 pieza de fruta mediana

    Ensalada pequeña de remolacha

    1 taza de jugo de remolacha

    20 almendras

    1 taza pequeña de frutas

    8 mitades de albaricoques secos

    2 cucharadas de semillas de girasol

    4 tostadas de trigo entero o grano entero marca Melba

EJERCICIOS

- Día de descanso. Pero si le inspira hacer algo, hágalo, por favor. Cada minuto de ejercicios quema más calorías y le acerca más a su objetivo. Incluso puede practicar un deporte: que puede ser una manera divertida de quemar calorías sin sentir que está ejercitando.

SEMANA 1 DE SHRED, DÍA 7

COMIDA 1

- 1 pieza de fruta (escoja pera o toronja)
- Escoja uno de los siguientes:

    1 tazón pequeño de avena (1½ tazas de avena cocinada)

    2 claras de huevo *o* una tortilla de 1 clara con vegetales en cuadritos (hecho con 2 claras como máximo)

    1 tazón pequeño de cereal sin azúcar con leche de vaca descremada sin grasa o con 1% de grasa

    1 yogur chico bajo en grasa o sin grasa

- 1 rebanada de pan 100% de grano entero o 100% de trigo entero
- 1 taza de jugo natural que *no* proceda de concentrado (toronja, manzana, naranja, zanahoria, pera, tomate, etc.)

MERIENDA 1

- 100 calorías o menos

COMIDA 2

- Escoja uno de los siguientes. Estas opciones deben tener 300 calorías o menos:

    1 licuado de fruta

    1 batido de proteína

    1 tazón de sopa (sin papa o crema). Algunas buenas opciones para sopas: pollo con fideos, verduras, lentejas, garbanzos, guisantes partidos, frijoles negros, crema de tomate, etc. ¡Ojo con el contenido de sodio!

- 1 pieza de fruta *o* 1 porción de vegetales
- Escoja una de las siguientes opciones de bebidas:

    1 lata de 12 onzas de gaseosa de dieta

    1 taza de limonada (preferiblemente recién exprimida)

    Toda el agua que quiera (con o sin gas)

    1 taza de agua con sabor

    1 taza de jugo (que *no* proceda de concentrado)

    1 taza de té helado sin azúcar o cualquier otro tipo de té

    1 taza de leche de vaca baja en grasa o sin grasa, de leche de soya sin azúcar o de leche de almendras sin azúcar

MERIENDA 2

- 150 calorías o menos

COMIDA 3

- 1 ensalada mediana (sin trocitos de tocino o crutones, 3 cucharadas máximo de aderezo sin grasa)
- 1 pieza de fruta *o* 1 taza pequeña de fruta en cuadritos
- Escoja una de las siguientes opciones de bebidas, debe ser distinta a la que escogió para la comida 2:

    1 lata de 12 onzas de gaseosa de dieta

    1 taza de limonada (preferiblemente recién exprimida)

    Toda el agua que quiera (con o sin gas)

    1 taza de agua con sabor

    1 taza de jugo (que *no* proceda de concentrado)

    1 taza de té helado sin azúcar o cualquier otro tipo de té

    1 taza de leche de vaca baja en grasa o sin grasa, de leche de soya sin azúcar o de leche de almendras sin azúcar

MERIENDA 3

- 100 calorías o menos

COMIDA 4

- Escoja uno de los siguientes:

    1 pieza de pollo (5 oz, sin piel, que no sea frito)

1 pieza de pescado (5 oz, que no sea frito)

1 pieza de pavo (5 oz, sin piel, que no sea frito)

- 2 porciones de vegetales

- Escoja una de las siguientes opciones de bebidas. Si puede, trate de elegir algo diferente a lo que bebió en las comidas 2 y 3:

  1 lata de 12 onzas de gaseosa de dieta

  1 taza de limonada (preferiblemente recién exprimida)

  Toda el agua que quiera (con o sin gas)

  1 taza de agua con sabor

  1 taza de jugo (que *no* proceda de concentrado)

  1 taza de té helado sin azúcar o cualquier otro tipo de té

  1 taza de leche de vaca baja en grasa o sin grasa, de leche de soya sin azúcar o de leche de almendras sin azúcar

EJERCICIOS

- Cantidad de ejercicios hoy: Mínimo 40 minutos. Haga estos ejercicios en dos sesiones. La primera antes de las 12:00 PM, la segunda después de las 2:00 PM. Si quiere hacer más, ¡mejor! ¡Trabaje lo más duro que pueda!

- Escoja de esta lista de ejercicios cardiovasculares. Lo más importante es que realice los ejercicios por el mínimo de tiempo indicado. ¡Trabaje duro!:

  Trotar al aire libre

  Caminar/trotar en la estera

  Aparato elíptico

  Bicicleta fija o móvil

  Natación

  Escaladora

  Brincar la cuerda 225 veces

  Intervalos de caminar/correr en la estera

  Zumba u otro tipo de ejercicio aeróbico

  Clase de *spinning*

  Otros programas de cardio de alta intensidad

  Aparato de remo

CAPÍTULO 4

Semana 2: Desafío

¡Felicitaciones por haber llegado a la segunda parte de su trayecto en el programa SHRED! Recuerde que mientras TRITURAMOS es importante reconocer y celebrar tanto las victorias pequeñas como las grandes. El mero hecho de haber terminado la semana de Preparación y estar leyendo estas palabras ahora mismo es una victoria. La semana pasada le sirvió para detectar situaciones problemáticas y determinar cómo manejarlas de la mejor manera posible. Quizá no haya hecho todos los ejercicios requeridos y probablemente haya fallado alguna que otra vez en sus opciones de alimentos; no se preocupe, no pasa nada. Ahora está listo para enfrentar su propio Desafío. Durante su tránsito por esta semana, es importante que recuerde que todo progreso se logra cuando uno va más allá de lo que le resulta familiar o cómodo.

El Desafío mantiene la continuidad de su pérdida de peso, pero tiene que estar más alerta que en la primera semana. Preste particular atención a las normativas de calorías. Esta semana sus batidos, licuados y sopas deben tener 250 calorías o menos. Póngale atención a esto y no sea perezoso. No consuma una bebida de 300 calorías pensando que unas 50 calorías de más no tienen importancia: gran error. 50 calorías por aquí y 20 calorías por allá pueden acumularse y llegar a una cantidad significativa al final. Usted se está esforzando demasiado para darse el lujo de bajar la guardia en lo que respecta a calorías u opciones. Cuando de perder peso se trata, todo cuenta, ya sean 5 minutos más en la estera, o 25 calorías adicionales que consume en una merienda. Reitero: para su conveniencia, pruebe las meriendas y recetas de los capítulos 9 al 12. Son prácticas, económicas y accesibles. Úselas en su provecho. ¡*Desafíese* a sí mismo esta semana! ¡CREA! ¡¡TRABAJE DURO!! ¡¡¡DIVIERTASE!!!

NORMATIVAS DE LA SEMANA 2 DE SHRED

▶ Pésese en la mañana antes de comenzar el programa y anote el resultado. No vuelva a pesarse durante el resto de la semana, espere hasta el mismo día de la semana siguiente por la mañana. Pésese tal y como lo hizo al principio: si se pesó sin ropa inicialmente, vuelva a hacerlo; si se pesó con ropa puesta, vuelva a ponerse la misma ropa para pesarse por segunda vez. Use la misma báscula en ambas ocasiones. *No use* una báscula diferente, pues puede haber una diferencia de hasta varias libras entre distintos modelos de básculas.

▶ Usted deberá comer algo cada tres a cuatro horas aunque no tenga apetito, pero *no* exagere. Coma hasta que no tenga hambre, pero *nunca hasta sentirse lleno*. Si necesita comer menos de lo recomendado, pues adelante, eso será mucho mejor. Cambiar comidas está permitido, pero trate de hacerlo lo más esporádicamente posible. Por ejemplo, si sabe que lo establecido en la comida 3 es más fácil de conseguir que lo que dicta la comida 2, haga el cambio. Ver con anticipación las comidas del día es importante, pues así se preparará mejor para lo que vendrá.

▶ Debe hacer algún tipo de ejercicio cardiovascular (también conocidos como "cardio") durante cinco de cada siete días. Preste atención a las normativas establecidas para ese día. Si tiene que ejercitar en días diferentes que los señalados, proceda, siempre y cuando haga cinco días de actividad física cardiovascular en un período de siete días.

▶ Si no come carne, haga las sustituciones apropiadas con pescado o vegetales.

▶ Esta semana, todos los batidos y licuados deben tener 250 calorías o menos. Como esto es diferente a la semana pasada, preste atención a este cambio. De ser posible, evite el azúcar adicional en los productos que compre en el mercado.

▶ Cuando cocine o compre sopas, asegúrese de que tengan 250 calorías o menos y un bajo porcentaje de sodio (sal). O sea, que el renglón donde se lee "sodio" o "Na+" en la etiqueta no tenga más de 480 mg por porción. Trate de consumir alimentos elaborados con sal de mar, pues tiene el mismo sabor, pero un menor contenido de sodio.

▶ Las sopas se pueden consumir con 2 galletas saladas si así lo desea.

▶ Las comidas líquidas se deben consumir con 1 pieza de fruta *o* 1 porción de vegetales.

▶ Debe beber 1 taza de agua antes de la comida y 1 taza de agua durante la comida. Puede añadirle lima o limón al agua y también puede beber agua con gas.

▶ Está permitido beber café, pero sólo 1 taza pequeña por día. Evite las variantes "creativas" del café rebosantes de calorías. Su café no debe contener más de 50 calorías.

▶ No debe hacer ninguna comida 90 minutos antes de irse a dormir.

▶ Si desea, puede hacer una merienda de 100 calorías antes de irse a la cama.

▶ Seleccione inteligentemente sus meriendas. Evite los *chips*, las rosquillas y los caramelos. Aunque puede comerlos de cuando en cuando, no lo haga a menudo. Si debe comer algo similar a esos productos, hágalo solamente en una de sus meriendas del día y opte por algo más saludable en las otras meriendas.

▶ Si no lo desea, no es necesario que consuma todos los alimentos del menú del día. Pero no "salte" comidas, no coma el doble y no se pase de las normativas de alimentación en lo tocante a tamaño y volumen.

▶ Aunque están permitidos los condimentos como el *ketchup*, la mayonesa y la mostaza, no debe consumir más de una cucharadita en cada comida. Y lo mismo aplica a la salsa de soya.

▶ En cuanto a las especias, no hay límite.

▶ Si bien es preferible comer siempre frutas frescas, están permitidas sus versiones enlatadas y congeladas. Sólo asegúrese de que vienen en agua y no tienen azúcares añadidas.

▶ También están permitidos los vegetales enlatados y congelados, pero esté atento al contenido de sodio.

▶ En lo que a bebidas se refiere, puede beber tanta agua al día como prefiera. A continuación, otras normativas al respecto:

Cero gaseosas regulares

1 lata de 12 onzas de gaseosa de dieta por día

Están permitidas las aguas con sabor, pero deben tener menos de 60 calorías

Bebidas deportivas: 1 botella por día, pero con menos de 60 calorías

Opciones de alcohol: 1 bebida preparada dos veces por semana, o 3 cervezas *light* a la semana, o 3 vasos convencionales de vino (tinto o blanco) a la semana

La programación de los horarios de comidas es vital para el éxito de este plan. Al principio podría resultarle difícil, pero planifique con antelación y haga lo más que pueda. No es aconsejable "saltar" comidas; aunque sólo coma una pequeña porción, trate de comer algo a su hora. Un ejemplo de los horarios de un día en la fase de Desafío pudiera lucir como la tabla que se encuentra abajo, pero para cada uno de los días, el orden de comidas y meriendas es tanto intencional como crítico. Además, como algunos días incluyen una cuarta merienda adicional, es bueno que siga atentamente las instrucciones para cada día.

8:30 AM	10:00 AM	11:30 AM	1:00 PM	3:30 PM	7:00 PM	8:30 PM
Comida 1	Merienda 1	Comida 2	Merienda 2	Comida 3	Comida 4	Merienda 3

SEMANA 2 DE SHRED, DÍA 1

NOTA

Esta semana, todos los licuados, batidos y sopas deben tener 250 calorías, no las 300 calorías de la semana pasada. Si compra un producto de 300 calorías, no se lo coma/beba en su totalidad. Deje algo para que no consuma más de las 250 calorías. ¡Esto es *muy importante*!

Puede beber una taza de café cada día, pero por favor añada sólo cantidades mínimas de azúcar y leche al café. Aléjese de esas variantes del café abundantes en calorías como *caramel macchiato, cinnamon dolce latte, caffé latte*, etc.

Si elije una gaseosa de dieta como bebida, sólo podrá beber una lata de 12 onzas por día como máximo. Esto se hace con la esperanza de que seleccione bebidas que sean más nutritivas.

COMIDA 1

- 2 rebanadas de pan 100% de grano entero o 100% de trigo entero
- 1 pieza de fruta
- Escoja uno de las siguientes:

    1 tazón pequeño de avena (1½ tazas de avena cocinada)

    2 claras de huevo *o* una tortilla de 1 clara con vegetales en cuadritos (hecho con 2 claras como máximo)

    1 tazón pequeño de cereal sin azúcar con leche de vaca descremada sin grasa o con 1% de grasa

- ½ taza de jugo natural que *no* proceda de concentrado (toronja, manzana, naranja, zanahoria, pera, tomate, etc.)

MERIENDA 1

- 100 calorías o menos

COMIDA 2

- Escoja uno de los siguientes. Su opción no debe exceder 250 calorías:

    1 licuado de fruta

    1 batido de proteína

    1 batido de vegetales (puede utilizar cualquier vegetal que desee)

    1 tazón de sopa (sin papa o crema). Algunas buenas opciones para sopa son: pollo con fideos, verduras, lentejas, garbanzos, guisantes partidos, frijoles negros, crema de tomate, etc. ¡Ojo con el contenido de sodio!

- 1 pieza de fruta o 1 porción de vegetales (recuerde, el tamaño de su puño es la medida aproximada para una porción)

- Escoja una de las siguientes opciones de bebidas:

    1 lata de 12 onzas de gaseosa de dieta

    1 taza de limonada (preferiblemente recién exprimida)

    Toda el agua que quiera (con o sin gas)

    1 taza de agua con sabor

    1 taza de jugo (que *no* proceda de concentrado)

    1 taza de té helado sin azúcar o cualquier otro tipo de té

    1 taza de leche de vaca baja en grasa o sin grasa, de leche de soya sin azúcar o de leche de almendras sin azúcar

MERIENDA 2

- 150 calorías o menos

COMIDA 3

- 1 ensalada pequeña de varias lechugas (con 3 cucharadas máximo de aderezo sin grasa, sin trocitos de tocino o crutones)
- Escoja una de las siguientes:

    1 pieza de pollo (4-6 oz, sin piel, que no sea frito)

    1 pieza de pavo (4-6 oz, sin piel, que no sea frito)

    1 pieza de pescado (4-6 oz, que no sea frito)

    Puede comer 1 lasca de queso si así lo desea

- 1 porción de vegetales
- Escoja una de las siguientes opciones de bebidas, debe ser distinta a la que escogió para la comida 2:

    1 lata de 12 onzas de gaseosa de dieta

    1 taza de limonada (preferiblemente recién exprimida)

    Toda el agua que quiera (con o sin gas)

    1 taza de agua con sabor

    1 taza de jugo (que *no* proceda de concentrado)

    1 taza de té helado sin azúcar o cualquier otro tipo de té

    1 taza de leche de vaca baja en grasa o sin grasa, de leche de soya sin azúcar o de leche de almendras sin azúcar

COMIDA 4

- Escoja una de las siguientes opciones. Recuerde que no debe exceder las 250 calorías. De ser posible, escoja algo diferente a lo que eligió para la comida 2. No tiene que hacerlo, pero inténtelo.

  1 licuado de fruta

  1 batido de proteína

  1 batido de vegetales (puede utilizar cualquier vegetal que desee)

  1 tazón de sopa (sin papa o crema). Algunas buenas opciones: pollo con fideos, verduras, lentejas, garbanzos, guisantes partidos, frijoles negros, crema de tomate, etc. ¡Ojo con el contenido de sodio!

- 1 porción de vegetales

- Escoja una de las siguientes opciones de bebidas. Si puede, trate de elegir algo diferente a lo que bebió en las comidas 2 y 3:

  1 lata de 12 onzas de gaseosa de dieta

  1 taza de limonada (preferiblemente recién exprimida)

  Toda el agua que quiera (con o sin gas)

  1 taza de agua con sabor

  1 taza de jugo (que *no* proceda de concentrado)

  1 taza de té helado sin azúcar o cualquier otro tipo de té

  1 taza de leche de vaca baja en grasa o sin grasa, de leche de soya sin azúcar o de leche de almendras sin azúcar

MERIENDA 3

- 100 calorías o menos

EJERCICIOS

- Cantidad de ejercicios hoy: Mínimo 40 minutos. Si quiere hacer más ¡mucho mejor! ¡Esfuércese todo lo que pueda!

- Escoja de esta lista de ejercicios cardiovasculares. Si necesita dividir el tiempo en dos sesiones, es totalmente aceptable. Lo más importante es que haga los ejercicios en la cantidad mínima de tiempo indicada:

  Trotar al aire libre

  Caminar/trotar en la estera

Aparato elíptico

Bicicleta fija o móvil

Natación

Escaladora

Brincar la cuerda 225 veces

Intervalos de caminar/correr en la estera

Zumba u otro tipo de ejercicio aeróbico

Clase de *spinning*

Otros programas de cardio de alta intensidad

Aparato de remos

SEMANA 2 DE SHRED, DÍA 2

COMIDA 1

- 1 pieza de fruta (escoja pera o toronja si puede)

- Escoja uno de los siguientes. Por favor tome en cuenta que un tazón
  pequeño por lo general equivale a una taza del alimento cocinado:

    1 tazón pequeño de crema de trigo

    1 tazón pequeño de avena (1½ tazas de avena cocinada)

    2 claras de huevo *o* una tortilla de 1 clara con vegetales en cuadritos
    (hecho con 2 claras como máximo)

    1 tazón pequeño de cereal sin azúcar con leche de vaca descremada
    sin grasa o con 1% de grasa

- 1 rebanada de pan 100% de grano entero o 100% de trigo entero

- ½ taza de jugo natural que *no* proceda de concentrado (toronja,
  manzana, naranja, zanahoria, pera, tomate, etc.)

MERIENDA 1

- 100 calorías o menos

COMIDA 2

- Escoja una de las siguientes opciones; debe tener 250 calorías o
  menos:

1 licuado de fruta

1 batido de proteína

1 tazón de sopa (sin papa o crema), algunas buenas opciones son: pollo con fideos, verduras, lentejas, garbanzos, guisantes partidos, frijoles negros, crema de tomate, etc. ¡Ojo con el contenido de sodio!

- 1 pieza de fruta *o* 1 porción de vegetales; si escogió una fruta, que sea diferente a la que eligió para la comida 1.

- Escoja una de las siguientes opciones de bebidas:

    1 lata de 12 onzas de gaseosa de dieta

    1 taza de limonada (preferiblemente recién exprimida)

    Toda el agua que quiera (con o sin gas)

    1 taza de agua con sabor

    1 taza de jugo (que *no* proceda de concentrado)

    1 taza de té helado sin azúcar o cualquier otro tipo de té

    1 taza de leche de vaca baja en grasa o sin grasa, de leche de soya sin azúcar o de leche de almendras sin azúcar

MERIENDA 2

- 150 calorías o menos

COMIDA 3

- Escoja una de las siguientes; su opción debe tener 250 calorías o menos:

    1 licuado de fruta

    1 batido de proteína

    1 tazón de sopa (sin papa o crema). Algunas buenas opciones son: pollo con fideos, verduras, lentejas, garbanzos, guisantes partidos, frijoles negros, crema de tomate, etc. ¡Ojo con el contenido de sodio!

- 1 pieza de fruta *o* 1 porción de vegetales

- Escoja una de las siguientes opciones de bebidas, debe ser distinta a la que escogió para la comida 2:

    1 lata de 12 onzas de gaseosa de dieta

1 taza de limonada (preferiblemente recién exprimida)

Toda el agua que quiera (con o sin gas)

1 taza de agua con sabor

1 taza de jugo (que no proceda de concentrado)

1 taza de té helado sin azúcar o cualquier otro tipo de té

1 taza de leche de vaca baja en grasa o sin grasa, de leche de soya sin azúcar o de leche de almendras sin azúcar

MERIENDA 3

- 100 calorías o menos

COMIDA 4

- Escoja una de las siguientes opciones:

    1 pieza de pollo (5 oz, sin piel, que no sea frito)

    1 pieza de pescado (5 oz, que no sea frito)

    1 pieza de pavo (5 oz, sin piel, que no sea frito)

- 2 porciones de vegetales

- Escoja una de las siguientes opciones de bebidas. Si puede, trate de elegir algo diferente a lo que bebió en las comidas 2 y 3:

    1 lata de 12 onzas de gaseosa de dieta

    1 taza de limonada (preferiblemente recién exprimida)

    Toda el agua que quiera (con o sin gas)

    1 taza de agua con sabor

    1 taza de jugo (que *no* proceda de concentrado)

    1 taza de té helado sin azúcar o cualquier otro tipo de té

    1 taza de leche de vaca baja en grasa o sin grasa, de leche de soya sin azúcar o de leche de almendras sin azúcar

EJERCICIOS

- Cantidad de ejercicios hoy: Mínimo 45 minutos. Si quiere hacer más ¡mucho mejor! ¡Esfuércese todo lo que pueda!

- Escoja de esta lista de ejercicios cardiovasculares. Si necesita dividir el tiempo en dos sesiones, es totalmente aceptable. Lo más importante es que haga los ejercicios en la cantidad mínima de tiempo indicada:

Trotar al aire libre

Caminar/trotar en la estera

Aparato elíptico

Bicicleta fija o móvil

Natación

Escaladora

Brincar la cuerda 225 veces

Intervalos de caminar/correr en la estera

Zumba u otro tipo de ejercicio aeróbico

Clase de *spinning*

Otros programas de cardio de alta intensidad

Aparato de remos

SEMANA 2 DE SHRED, DÍA 3

COMIDA 1

- 1 pieza de fruta (escoja pera o toronja)
- Escoja una de las siguientes opciones. Recuerde, su opción debe tener 250 calorías o menos y ningún tipo de azúcar adicional:
    1 licuado de fruta
    1 batido de proteína

MERIENDA 1

- 100 calorías o menos

COMIDA 2

- 1 sándwich de pollo o pavo en pan 100% de trigo entero o 100% de grano entero; lechuga, tomate, 1 lasca de queso y 1 cucharadita de mostaza o mayonesa si así lo desea.
- 1 ensalada pequeña de varias lechugas (con 3 cucharadas máximo de aderezo sin grasa, sin trocitos de tocino o crutones)
- Escoja una de las siguientes opciones de bebidas:

1 lata de 12 onzas de gaseosa de dieta

1 taza de limonada (preferiblemente recién exprimida)

Toda el agua que quiera (con o sin gas)

1 taza de agua con sabor

1 taza de jugo (que no proceda de concentrado)

1 taza de té helado sin azúcar o cualquier otro tipo de té

1 taza de leche de vaca baja en grasa o sin grasa, de leche de soya sin azúcar o de leche de almendras sin azúcar

MERIENDA 2

- 150 calorías o menos

COMIDA 3

- Escoja del grupo A *o* B. *No escoja* de ambos:

    Grupo A: Escoja una de las siguientes opciones:

    > 1 pieza de pollo (5 oz, sin piel, que no sea frito)
    >
    > 1 pieza de pescado (5 oz, que no sea frito)
    >
    > 1 pieza de pavo (5 oz, sin piel, que no sea frito)

    Su opción tendrá como acompañantes ½ taza de arroz integral y 1 porción de vegetales.

    Grupo B: Puede comer ambas opciones:

    > 1 porción de lasaña (con o sin carne) de 4 pulgadas x 2 pulgadas x 1 pulgada de grosor
    >
    > 1 porción de vegetales

- Escoja una de las siguientes opciones de bebidas, debe ser distinta a la que escogió para la comida 2:

    1 lata de 12 onzas de gaseosa de dieta

    1 taza de limonada (preferiblemente recién exprimida)

    Toda el agua que quiera (con o sin gas)

    1 taza de agua con sabor

    1 taza de jugo (que *no* proceda de concentrado)

    1 taza de té helado sin azúcar o cualquier otro tipo de té

    1 taza de leche de vaca baja en grasa o sin grasa, de leche de soya sin azúcar o de leche de almendras sin azúcar

MERIENDA 3

- 100 calorías o menos

COMIDA 4

- Escoja una de las siguientes opciones. Sea cual sea su opción, debe tener 250 calorías o menos. Trate de probar algo diferente a lo que escogió en la comida 1, pero si no puede, no pasa nada:

    1 licuado de fruta

    1 batido de proteína

    1 tazón de sopa (sin papa o crema). Algunas buenas opciones para sopa: pollo con fideos, verduras, lentejas, garbanzos, guisantes partidos, frijoles negros, crema de tomate, etc. ¡Ojo con el contenido de sodio!

- 1 pieza de fruta *o* 1 porción de vegetales

- Escoja una de las siguientes opciones de bebidas. Si puede, trate de elegir algo diferente a lo que bebió en las comidas 2 y 3:

    1 lata de 12 onzas de gaseosa de dieta

    1 taza de limonada (preferiblemente recién exprimida)

    Toda el agua que quiera (con o sin gas)

    1 taza de agua con sabor

    1 taza de jugo (que *no* proceda de concentrado)

    1 taza de té helado sin azúcar o cualquier otro tipo de té

    1 taza de leche de vaca baja en grasa o sin grasa, de leche de soya sin azúcar o de leche de almendras sin azúcar

EJERCICIOS

- Cantidad de ejercicios hoy: Mínimo 30 minutos. Si quiere hacer más ¡mucho mejor! ¡Esfuércese todo lo que pueda!

- Escoja de esta lista de ejercicios cardiovasculares. Si necesita dividir el tiempo en dos sesiones, es totalmente aceptable; lo más importante es que haga los ejercicios en la cantidad mínima de tiempo indicada. ¡Trabaje duro!:

    Trotar al aire libre

    Caminar/trotar en la estera

Aparato elíptico

Bicicleta fija o móvil

Natación

Escaladora

Brincar la cuerda 225 veces

Intervalos de caminar/correr en la estera

Zumba u otro tipo de ejercicio aeróbico

Clase de *spinning*

Otros programas de cardio de alta intensidad

Aparato de remos

SEMANA 2 DE SHRED, DÍA 4

COMIDA 1

- 1 pieza de fruta (de ser posible, escoja pera, toronja o naranja)

- Escoja uno de los siguientes. Trate de no desayunar lo mismo todos los días:

    1 sándwich de queso a la parrilla con pan 100% de grano entero o 100% de trigo entero

    1 tazón pequeño de avena (1½ tazas de avena cocinada)

    2 claras de huevo *o* una tortilla de 1 clara con vegetales en cuadritos (hecho con 2 claras como máximo)

    1 tazón pequeño de cereal sin azúcar con leche de vaca descremada sin grasa o con 1% de grasa

    2 panqueques y 2 tiras de tocino (los panqueques no pueden medir más de 5 pulgadas de diámetro, no más de 1½ cucharadas de sirope, un poco de mantequilla, pruebe con tocino de pavo)

    1 tazón pequeño de crema de trigo

- 1 taza de jugo natural que *no* proceda de concentrado (toronja, manzana, naranja, zanahoria, pera, tomate, etc.)

MERIENDA 1

- 100 calorías o menos

COMIDA 2

- 1 licuado de fruta *o* 1 batido de proteína (250 calorías o menos; ¡no azúcar adicional!)
- 1 pieza de fruta *o* 1 porción de vegetales
- Escoja una de las siguientes opciones de bebidas:

   1 lata de 12 onzas de gaseosa de dieta

   1 taza de limonada (preferiblemente recién exprimida)

   Toda el agua que quiera (con o sin gas)

   1 taza de agua con sabor

   1 taza de jugo (que *no* proceda de concentrado)

   1 taza de té helado sin azúcar o cualquier otro tipo de té

   1 taza de leche de vaca baja en grasa o sin grasa, de leche de soya sin azúcar o de leche de almendras sin azúcar

MERIENDA 2

- 150 calorías o menos

COMIDA 3

- Escoja una de las siguientes opciones; sea cual sea, debe tener 250 calorías o menos, y no puede tener azúcar adicional:

   1 licuado de fruta

   1 batido de proteína

   1 tazón de sopa (sin papa o crema), buenas opciones pueden ser: pollo con fideos, verduras, lentejas, garbanzos, guisantes partidos, frijoles negros, crema de tomate, etc. ¡Ojo con el contenido de sodio!

- 1 pieza de fruta *o* 1 porción de vegetales
- Escoja una de las siguientes opciones de bebidas, que sea distinta a la que escogió para la comida 2:

   1 lata de 12 onzas de gaseosa de dieta

   1 taza de limonada (preferiblemente recién exprimida)

   Toda el agua que quiera (con o sin gas)

   1 taza de agua con sabor

   1 taza de jugo (que *no* proceda de concentrado)

1 taza de té helado sin azúcar o cualquier otro tipo de té

1 taza de leche de vaca baja en grasa o sin grasa, de leche de soya sin azúcar o de leche de almendras sin azúcar

MERIENDA 3

- 100 calorías o menos

COMIDA 4

- Escoja una de las siguientes opciones:

    1 pieza de carne de res magra (5 oz, que no sea frita)

    1 pieza de pollo (5 oz, sin piel, que no sea frito)

    1 pieza de pescado (5 oz, que no sea frito)

    1 pieza de pavo (5 oz, sin piel, que no sea frito)

    1 taza de espagueti con albóndigas

- 1 porción de vegetales

- Media batata asada (sin crema batida u otro tipo de aderezo; puede añadirle 1 cucharadita de mantequilla)

- Escoja una de las siguientes opciones de bebidas. Si puede, trate de elegir algo diferente a lo que bebió en las comidas 2 y 3:

    1 lata de 12 onzas de gaseosa de dieta

    1 taza de limonada (preferiblemente recién exprimida)

    Toda el agua que quiera (con o sin gas)

    1 taza de agua con sabor

    1 taza de jugo (que *no* proceda de concentrado)

    1 taza de té helado sin azúcar o cualquier otro tipo de té

    1 taza de leche de vaca baja en grasa o sin grasa, de leche de soya sin azúcar o de leche de almendras sin azúcar

EJERCICIOS

- Día de descanso. Pero si le inspira hacer algo, hágalo, por favor. Cada minuto de ejercicios quema más calorías y le acerca más a su objetivo. Incluso puede practicar un deporte: que puede ser una manera divertida de quemar calorías sin sentir que está ejercitando.

SEMANA 2 DE SHRED, DÍA 5

COMIDA 1

- Escoja una de las siguientes opciones; sea cual sea su opción, debe tener 250 calorías o menos:
    1 licuado de fruta
    1 batido de proteína
    1 batido de vegetales
- 1 taza de yogur bajo en grasa o sin grasa
- ½ taza de jugo natural que *no* proceda de concentrado (toronja, manzana, naranja, zanahoria, pera, tomate, etc.)

MERIENDA 1

- 150 calorías o menos

COMIDA 2

- Escoja una de las siguientes opciones. Sea cual sea su opción, debe tener 250 calorías o menos. Trate de probar algo diferente a lo que escogió en la comida 1:
    1 licuado de fruta
    1 batido de proteína
    1 batido de vegetales
- 1 pieza de fruta *o* 1 porción de vegetales
- Escoja una de las siguientes opciones de bebidas:
    1 lata de 12 onzas de gaseosa de dieta
    1 taza de limonada (preferiblemente recién exprimida)
    Toda el agua que quiera (con o sin gas)
    1 taza de agua con sabor
    1 taza de jugo (que *no* proceda de concentrado)
    1 taza de té helado sin azúcar o cualquier otro tipo de té
    1 taza de leche de vaca baja en grasa o sin grasa, de leche de soya sin azúcar o de leche de almendras sin azúcar

MERIENDA 2

- 150 calorías o menos

COMIDA 3

- 1 ensalada mediana de varias lechugas (con 3 cucharadas máximo de aderezo sin grasa, sin trocitos de tocino o crutones)
- 1 taza de sopa con menos de 250 calorías (sin papa o crema). Buenas opciones: pollo con fideos, verduras, lentejas, garbanzos, guisantes partidos, frijoles negros, crema de tomate, etc. ¡Ojo con el contenido de sodio!
- Escoja una de las siguientes opciones de bebidas, debe ser distinta a la que escogió para la comida 2:

  1 lata de 12 onzas de gaseosa de dieta

  1 taza de limonada (preferiblemente recién exprimida)

  Toda el agua que quiera (con o sin gas)

  1 taza de agua con sabor

  1 taza de jugo (que *no* proceda de concentrado)

  1 taza de té helado sin azúcar o cualquier otro tipo de té

  1 taza de leche de vaca baja en grasa o sin grasa, de leche de soya sin azúcar o de leche de almendras sin azúcar

MERIENDA 3

- 150 calorías o menos

COMIDA 4

- Escoja una de las siguientes opciones:

  1 pieza de pollo (5 oz, sin piel, que no sea frito)

  1 pieza de pescado (5 oz, que no sea frito)

  1 pieza de pavo (5 oz, sin piel, que no sea frito)

- 2 porciones de vegetales
- Escoja una de las siguientes opciones de bebidas. Trate de elegir algo diferente a lo que bebió en las comidas 2 y 3:

1 lata de 12 onzas de gaseosa de dieta

1 taza de limonada (preferiblemente recién exprimida)

Toda el agua que quiera (con o sin gas)

1 taza de agua con sabor

1 taza de jugo (que *no* proceda de concentrado)

1 taza de té helado sin azúcar o cualquier otro tipo de té

1 taza de leche de vaca baja en grasa o sin grasa, de leche de soya sin azúcar o de leche de almendras sin azúcar

MERIENDA 4

- 100 calorías o menos

EJERCICIOS

- Cantidad de ejercicios hoy: Mínimo 40 minutos. Si quiere hacer más ¡mucho mejor! ¡Esfuércese todo lo que pueda!

- Escoja de esta lista de ejercicios cardiovasculares. Si necesita dividir el tiempo en dos sesiones, es totalmente aceptable; lo más importante es que haga los ejercicios en la cantidad mínima de tiempo indicada. ¡Trabaje duro!:

    Trotar al aire libre

    Caminar/trotar en la estera

    Aparato elíptico

    Bicicleta fija o móvil

    Natación

    Escaladora

    Brincar la cuerda 225 veces

    Intervalos de caminar/correr en la estera

    Zumba u otro tipo de ejercicio aeróbico

    Clase de *spinning*

    Otros programas de cardio de alta intensidad

    Aparato de remos

SEMANA 2 DE SHRED, DÍA 6

COMIDA 1

- 1 pieza de fruta
- Escoja una de las siguientes opciones:

    1 tazón pequeño de avena (1½ tazas de avena cocinada)

    2 claras de huevo *o* una tortilla de 1 clara con vegetales en cuadritos (hecho con 2 claras como máximo)

    1 tazón pequeño de cereal sin azúcar con leche de vaca descremada sin grasa o con 1% de grasa

    1 sándwich de queso a la parrilla con pan 100% de grano entero o 100% de trigo entero

- 1 taza de jugo natural que *no* proceda de concentrado (toronja, manzana, naranja, zanahoria, pera, tomate, etc.)

MERIENDA 1

- 150 calorías o menos

COMIDA 2

- Escoja una de las siguientes opciones; debe tener 250 calorías o menos:

    1 licuado de fruta

    1 batido de proteína

    1 tazón de sopa (sin papa, crema o carne). Algunas buenas opciones podrían ser: verduras, lentejas, garbanzos, guisantes partidos, frijoles negros, crema de tomate, etc. ¡Ojo con el contenido de sodio!

- 1 pieza de fruta *o* 1 porción de vegetales
- Escoja una de las siguientes opciones de bebidas:

    1 lata de 12 onzas de gaseosa de dieta

1 taza de limonada (preferiblemente recién exprimida)

Toda el agua que quiera (con o sin gas)

1 taza de agua con sabor

1 taza de jugo (que *no* proceda de concentrado)

1 taza de té helado sin azúcar o cualquier otro tipo de té

1 taza de leche de vaca baja en grasa o sin grasa, de leche de soya sin azúcar o de leche de almendras sin azúcar

MERIENDA 2

- 100 calorías o menos

COMIDA 3

- Escoja de las siguientes opciones; debe tener 250 calorías o menos. Trate de escoger una opción diferente a la que eligió para la comida 2:

    1 licuado de fruta

    1 batido de proteína

    1 tazón de sopa (sin papa, crema o carne), puede probar con: verduras, lentejas, garbanzos, guisantes partidos, frijoles negros, crema de tomate, etc. ¡Ojo con el contenido de sodio!

- 1 pieza de fruta *o* 1 porción de vegetales

- Escoja una de las siguientes opciones de bebidas, debe ser distinta a la que escogió para la comida 2:

    1 lata de 12 onzas de gaseosa de dieta

    1 taza de limonada (preferiblemente recién exprimida)

    Toda el agua que quiera (con o sin gas)

    1 taza de agua con sabor

    1 taza de jugo (que *no* proceda de concentrado)

    1 taza de té helado sin azúcar o cualquier otro tipo de té

    1 taza de leche de vaca baja en grasa o sin grasa, de leche de soya sin azúcar o de leche de almendras sin azúcar

MERIENDA 3

- 100 calorías o menos

COMIDA 4

- 1 ensalada grande (3 tazas de varias lechugas; sin trocitos de tocino o crutones; se permiten hasta 3 cucharadas de aderezo sin grasa y ¼ taza de queso rallado)
- 1 taza de frijoles (que no sean en salsa de tomate con especias y endulzados)

MERIENDA 4

- Escoja una de las siguientes:
  20 almendras
  2 galletas de arroz inflado con 1 cucharadita de mantequilla de cacahuete
  1 taza pequeña de frutas
  8 mitades de albaricoques secos
  2 cucharadas de semillas de girasol
  4 tostadas de trigo entero o grano entero marca Melba

EJERCICIOS

- Cantidad de ejercicios hoy: Mínimo 30 minutos. Si quiere hacer más ¡mucho mejor! ¡Esfuércese todo lo que pueda!
- Escoja de esta lista de ejercicios cardiovasculares. Si necesita dividir el tiempo en dos sesiones, es totalmente aceptable; lo más importante es que haga los ejercicios en la cantidad mínima de tiempo indicada. ¡Trabaje duro!:
  Trotar al aire libre
  Caminar/trotar en la estera
  Aparato elíptico
  Bicicleta fija o móvil
  Natación
  Escaladora
  Brincar la cuerda 225 veces
  Intervalos de caminar/correr en la estera
  Zumba u otro tipo de ejercicio aeróbico

Clase de *spinning*

Otros programas de cardio de alta intensidad

Aparato de remos

SEMANA 2 DE SHRED, DÍA 7

COMIDA 1

- Escoja de las siguientes opciones; debe tener 250 calorías o menos:

    1 licuado de fruta

    1 batido de proteína

    1 batido de vegetales

- 1 pieza de fruta

MERIENDA 1

- 100 calorías o menos

COMIDA 2

- 1 sándwich de pollo o pavo en pan 100% de trigo entero o 100% de grano entero; lechuga, tomate, 1 lasca de queso y 1 cucharadita de mostaza o mayonesa si así lo desea.

- 1 ensalada pequeña de varias lechugas (con 3 cucharadas máximo de aderezo sin grasa, sin trocitos de tocino o crutones)

- Escoja una de las siguientes opciones de bebidas:

    1 lata de 12 onzas de gaseosa de dieta

    1 taza de limonada (preferiblemente recién exprimida)

    Toda el agua que quiera (con o sin gas)

    1 taza de agua con sabor

    1 taza de jugo (que *no* proceda de concentrado)

    1 taza de té helado sin azúcar o cualquier otro tipo de té

    1 taza de leche de vaca baja en grasa o sin grasa, de leche de soya sin azúcar o de leche de almendras sin azúcar

MERIENDA 2

- 150 calorías o menos

COMIDA 3

- Escoja una de las siguientes opciones; debe tener 250 calorías o menos:

  1 licuado de fruta

  1 batido de proteína

  1 batido de vegetales

  1 tazón de sopa (sin papa o crema). Buenas opciones: pollo con fideos, verduras, lentejas, garbanzos, guisantes partidos, frijoles negros, crema de tomate, etc. ¡Ojo con el contenido de sodio!

- 1 pieza de fruta *o* 1 porción de vegetales

- Escoja una de las siguientes opciones de bebidas, elija una distinta a la que escogió para la comida 2:

  1 lata de 12 onzas de gaseosa de dieta

  1 taza de limonada (preferiblemente recién exprimida)

  Toda el agua que quiera (con o sin gas)

  1 taza de agua con sabor

  1 taza de jugo (que *no* proceda de concentrado)

  1 taza de té helado sin azúcar o cualquier otro tipo de té

  1 taza de leche de vaca baja en grasa o sin grasa, de leche de soya sin azúcar o de leche de almendras sin azúcar

MERIENDA 3

- 100 calorías o menos

COMIDA 4

- Escoja una de las siguientes opciones:

  1 pieza de pollo (5 oz, sin piel, que no sea frito)

  1 pieza de pescado (5 oz, que no sea frito)

  1 pieza de pavo (5 oz, sin piel, que no sea frito)

- 1 porción de vegetales

- ½ taza de arroz integral o arroz blanco (cocinado)

- Escoja una de las siguientes opciones de bebidas. Elija algo diferente a lo que bebió en las comidas 2 y 3:

    1 lata de 12 onzas de gaseosa de dieta

    1 taza de limonada (preferiblemente recién exprimida)

    Toda el agua que quiera (con o sin gas)

    1 taza de agua con sabor

    1 taza de jugo (que *no* proceda de concentrado)

    1 taza de té helado sin azúcar o cualquier otro tipo de té

    1 taza de leche de vaca baja en grasa o sin grasa, de leche de soya sin azúcar o de leche de almendras sin azúcar

EJERCICIOS

- Día de descanso. Pero si le inspira hacer algo, hágalo, por favor. Cada minuto de ejercicios quema más calorías y le acerca más a su objetivo. Incluso puede practicar un deporte: que puede ser una manera divertida de quemar calorías sin sentir que está ejercitando.

CAPÍTULO 5

Semana 3: Transformación

¡Fabuloso! Al llegar a la tercera semana como TRITURADOR usted ha demostrado dos cosas: primeramente, que tiene la tenacidad para seguir lo que se propone y llegar a este punto; en segundo lugar, que está tomando en serio este plan y el logro de sus objetivos. Este es el momento en el que muchos comienzan a dudar y sentirse vulnerables a la tentación de renunciar. Esta semana requiere de mayor fortaleza mental que cualquier otra semana del programa, pues es en este período cuando usted realmente experimentará lo que significa vivir una Transformación.

La semana 3 está diseñada para ser la más difícil del programa. Esto es importante porque su cuerpo ha estado perdiendo peso y comienza a adaptarse a los cambios de alimentación y ejercicios; pero lo que usted desconoce es que su cuerpo está luchando con todas sus fuerzas por mantener la grasa e impedir que pierda más peso: un estado que se conoce como "estancamiento". Es importante comprender que el estancamiento tiene su lado bueno y su lado malo. Bueno, porque así es como su organismo le confirma que usted está ganando la batalla y TRITURANDO grasa; el deseo natural del cuerpo es retener la grasa y así conservar energía. Por el lado malo, el estancamiento significa que la pérdida de peso ha cesado o disminuido su ritmo y que ahora usted necesita buscar la forma de reiniciar la marcha. En esto consiste precisamente la Transformación: es una semana creada para que siga ganando la batalla.

Esta semana se pone mucho en juego y sólo un compromiso total lo llevará a triunfar. Hay una nueva normativa en cuanto a las calorías: la semana pasada podía consumir 250 calorías en sus batidos, licuados y sopas; esta semana, la cifra baja a 200. Es una decisión estratégica, por lo que debe prestar mucha atención a este número. El ejercicio juega un papel más importante que nunca, pues su organismo está tratando de conservar energía y mantener esa grasa indeseable. Haga todos los ejercicios y oblíguese a dar un poco más en algunas sesiones. Ya ha demostrado su capacidad de trabajar duro y cumplir con lo que se propone. No se detenga ahora. ¡Esta es la semana para *transformarse*! ¡Crea! ¡¡Trabaje duro!! ¡¡¡Diviértase!!!

NORMATIVAS DE LA SEMANA 3 DE SHRED

▶ Pésese en la mañana antes de comenzar el programa y anote el resultado. No vuelva a pesarse durante el resto de la semana, espere hasta el mismo día de la semana siguiente por la mañana. Pésese tal y como lo hizo al principio: si se pesó sin ropa inicialmente, vuelva a hacerlo; si se pesó con ropa puesta, vuelva a ponerse la misma ropa para pesarse por segunda vez. Use la misma báscula en ambas ocasiones. *No use* una báscula diferente, pues puede haber una diferencia de hasta varias libras entre distintos modelos de básculas.

▶ Usted deberá comer algo cada 3 a 4 horas aunque *no* tenga apetito, pero no exagere. Coma hasta que no tenga hambre, pero *nunca hasta sentirse lleno*. Si necesita comer menos de lo recomendado, pues adelante, eso será mucho mejor. Cambiar comidas está permitido, pero trate de hacerlo lo más esporádicamente posible. Por ejemplo, si sabe que lo establecido en la comida 3 es más fácil de conseguir que lo que dicta la comida 2, haga el cambio. Ver con anticipación las comidas del día es importante, pues así se preparará mejor para lo que vendrá.

▶ Debe hacer algún tipo de ejercicio cardiovascular (también conocidos como "cardio") durante cinco de cada siete días. Preste atención a las normativas establecidas para ese día. Si tiene que ejercitar en días diferentes que los señalados, proceda, siempre y cuando haga cinco días de actividad física cardiovascular en un período de siete días.

▶ Si no come carne, haga las sustituciones apropiadas con pescado o vegetales.

▶ Esta semana, todos los batidos y licuados deben tener 200 calorías o menos. Como esto es diferente a la semana pasada, preste atención a este cambio. De ser posible, evite el azúcar adicional en los productos que compre en el mercado.

▶ Cuando cocine o compre sopas, asegúrese de que tengan 200 calorías o menos y un bajo porcentaje de sodio (sal). O sea, que el renglón donde se lee "sodio" o "Na+" en la etiqueta no debe contener más de 480 mg por porción. Trate de consumir alimentos elaborados con sal de mar, pues tiene el mismo sabor, pero un menor contenido de sodio.

▶ Lea con atención las etiquetas de los productos para asegurarse de que está consumiendo la cantidad correspondiente al límite de calorías. A continuación tiene un ejemplo de una situación con la que se podría encontrar, tomando una lata grande de sopa cuyos valores nutricionales sean más o menos como éstos:

Calorías por porción: 100
Porciones: 3
Tamaño de la porción: 1 taza

O sea, que la lata contiene 3 porciones y cada porción tiene 100 calorías. Si usted se comiera la lata completa consumiría 300 calorías, algo que no debe hacer esta semana. Por tanto, para no sobrepasarse de las 200 calorías, puede consumir 2 tazas de sopa. Le propongo un sencillo cálculo matemático:

1 PORCIÓN	+	1 PORCIÓN	=	2 PORCIONES
100 cal	+	100 cal	=	200 calorías

1 TAZA	+	1 TAZA	=	2 TAZAS

O sea, 200 calorías = 2 porciones = 2 tazas

▶ Recuerde: si no está seguro, sea precavido y consuma menos de las 200 calorías, no más. El éxito en esta semana se optimizará si sigue al pie de la letra las instrucciones en lo tocante a cantidad, horarios y selecciones de las comidas. Esfuércese esta semana; aunque será la más difícil, usted puede lograrlo.

▶ Las sopas se pueden consumir con 2 galletas saladas si así lo desea.

▶ Las comidas líquidas se deben consumir con 1 pieza de fruta *o* 1 porción de vegetales.

▶ Debe beber 1 taza de agua antes de una comida y 1 taza de agua durante la comida. Puede añadirle lima o limón al agua y también puede beber agua con gas.

▶ Está permitido beber café, pero sólo 1 taza pequeña por día. Evite las variantes "creativas" del café rebosantes de calorías. Su café no debe contener más de 50 calorías.

▶ No debe hacer ninguna comida 90 minutos antes de irse a dormir.

▶ Si desea, puede hacer una merienda de 100 calorías antes de irse a la cama.

▶ Seleccione inteligentemente sus meriendas. Evite los *chips*, las rosquillas y los caramelos. Aunque puede comerlos de cuando en cuando, no lo haga a menudo. Si debe comer algo similar a esos productos, hágalo solamente en una de sus meriendas del día y por algo más saludable en las otras meriendas.

▶ Si no lo desea, no es necesario que consuma todos los alimentos del menú del día. Pero no "salte" comidas, no coma el doble y no se pase de las normativas de alimentación en lo tocante a tamaño y volumen.

▶ Aunque están permitidos los condimentos como el *ketchup*, la mayonesa y la mostaza, no debe consumir más de una cucharadita en cada comida. Y lo mismo aplica a la salsa de soya.

▶ En cuanto a las especias, no hay límite.

▶ Si bien es preferible comer siempre frutas frescas, están permitidas sus versiones enlatadas y congeladas. Sólo asegúrese de que vienen en agua y no tienen azúcares añadidas.

▶ También están permitidos los vegetales enlatados y congelados, pero esté atento al contenido de sodio.

▶ En lo que a bebidas se refiere, puede beber tanta agua al día como prefiera. A continuación, otras normativas al respecto:

Cero gaseosas regulares

1 lata de gaseosa de dieta por día

Están permitidas las aguas con sabor, pero deben tener menos de 60 calorías

Bebidas deportivas: 1 botella por día, pero con menos de 60 calorías

Opciones de alcohol: 1 bebida preparada dos veces por semana, o 3 cervezas *light* a la semana, o 3 vasos convencionales de vino (tinto o blanco) a la semana

La programación de los horarios de comidas es vital para el éxito de este plan. Al principio podría resultarle difícil, pero planifique con antelación y haga lo más que pueda. No es aconsejable "saltar" comidas; aunque sólo coma una pequeña porción, trate de comer algo a su hora. Un ejemplo de los horarios de un día en la fase de Transformación pudiera lucir como la tabla que se encuentra abajo, pero para cada uno de los días, el orden de comidas y meriendas es tanto intencional como crítico. Además, como algunos días incluyen una cuarta merienda adicional, es bueno que siga atentamente las instrucciones de cada día:

8:30 AM	10:00 AM	11:30 AM	1:00 PM	3:30 PM	7:00 PM	8:30 PM
Comida 1	Merienda 1	Comida 2	Merienda 2	Comida 3	Comida 4	Merienda 3

SEMANA 3 DE SHRED, DÍA 1

NOTA

Esta semana, todos los licuados, batidos y sopas deben tener 200 calorías, no las 250 calorías de la semana pasada. Si compra un producto de 250 o más calorías, no se lo coma/beba en su totalidad. Deje algo para que no consuma más de las 200 calorías. ¡Esto es *muy importante*!

Puede beber 1 taza de café cada día, pero por favor añada sólo cantidades mínimas de azúcar y leche al café. Aléjese de esas variantes del café abundantes en calorías como *caramel macchiato, cinnamon dolce latte, caffé latte*, etc.

Si elije una gaseosa de dieta como bebida, sólo podrá beber una lata de 12 onzas por día como máximo. Esto se hace con la esperanza de que seleccione bebidas que sean más nutritivas.

COMIDA 1

- 1 taza de agua con limón. Sírvase 8 onzas de agua, ya sea caliente o fría. Tome medio limón y exprímalo directamente en el agua. Si desea, añada ½ cucharadita de azúcar. Mezcle bien y beba.
- 1 pieza de fruta. Ésta puede ser 1 banana, 1 manzana, 1 pera, etc. También puede ser ½ taza de frambuesas, arándanos azules, moras o fresas.
- Escoja uno de los siguientes:

    1 tazón pequeño de avena (1½ tazas de avena cocinada)

    2 claras de huevo *o* una tortilla de 1 clara con vegetales en cuadritos (hecho con 2 claras como máximo)

    1 tazón pequeño de cereal sin azúcar con leche de vaca descremada sin grasa o con 1% de grasa
- ½ taza de jugo natural de toronja, manzana o naranja

MERIENDA 1

- 100 calorías o menos

COMIDA 2

- Escoja uno de los siguientes. Su opción no debe exceder 200 calorías:

    1 batido de leche (con leche descremada o baja en grasa)

    1 licuado de fruta

    1 batido de proteína

    1 batido de vegetales (puede utilizar cualquier vegetal que desee)
- 1 pieza de fruta *o* 1 porción de vegetales. Asegúrese de que la fruta escogida sea diferente a la de la primera comida.

- Escoja una de las siguientes opciones de bebidas:

    1 lata de 12 onzas de gaseosa de dieta

    1 taza de limonada (preferiblemente recién exprimida)

    Toda el agua que quiera (con o sin gas)

    1 taza de agua con sabor

    1 taza de jugo (que *no* proceda de concentrado)

    1 taza de té helado sin azúcar o cualquier otro tipo de té

    1 taza de leche de vaca baja en grasa o sin grasa, de leche de soya sin azúcar o de leche de almendras sin azúcar

MERIENDA 2

- 150 calorías o menos

COMIDA 3

- Escoja 1 de las siguientes; su opción no debe exceder 200 calorías. Trate de escoger algo diferente a lo que eligió para la comida 2. No tiene que hacerlo, pero inténtelo:

    1 batido de leche

    1 licuado de fruta

    1 batido de proteína

    1 batido de vegetales (puede utilizar cualquier vegetal que desee)

    1 tazón de sopa (sin papa o crema). Algunas buenas opciones para sopas: pollo con fideos, verduras, lentejas, garbanzos, guisantes partidos, frijoles negros, crema de tomate, etc. ¡Ojo con el contenido de sodio!

- Escoja una de las siguientes opciones de bebidas, debe ser distinta a la que escogió para la comida 2:

    1 lata de 12 onzas de gaseosa de dieta

    1 taza de limonada (preferiblemente recién exprimida)

    Toda el agua que quiera (con o sin gas)

    1 taza de agua con sabor

    1 taza de jugo (que *no* proceda de concentrado)

    1 taza de té helado sin azúcar o cualquier otro tipo de té

    1 taza de leche de vaca baja en grasa o sin grasa, de leche de soya sin azúcar o de leche de almendras sin azúcar

COMIDA 4

- Escoja una de las siguientes; su opción no debe exceder 200 calorías. Trate de escoger una opción diferente a la que eligió para las comidas 2 y 3. No tiene que hacerlo, pero inténtelo:

  1 batido de leche

  1 licuado de fruta

  1 batido de proteína

  1 batido de vegetales (puede utilizar cualquier vegetal que desee)

  1 tazón de sopa (sin papa o crema). Algunas buenas opciones para sopa: pollo con fideos, verduras, lentejas, garbanzos, guisantes partidos, frijoles negros, crema de tomate, etc. ¡Ojo con el contenido de sodio!

- 1 pieza de fruta *o* 1 porción de vegetales

- Escoja una de las siguientes opciones de bebidas. Elija algo diferente a lo que bebió en las comidas 2 y 3:

  1 lata de 12 onzas de gaseosa de dieta

  1 taza de limonada (preferiblemente recién exprimida)

  Toda el agua que quiera (con o sin gas)

  1 taza de agua con sabor

  1 taza de jugo (que *no* proceda de concentrado)

  1 taza de té helado sin azúcar o cualquier otro tipo de té

  1 taza de leche de vaca baja en grasa o sin grasa, de leche de soya sin azúcar o de leche de almendras sin azúcar

MERIENDA 3

- 100 calorías o menos

EJERCICIOS

- Cantidad de ejercicios hoy: Mínimo 40 minutos. Si quiere hacer más ¡mucho mejor! ¡Esfuércese todo lo que pueda!

- Escoja de esta lista de ejercicios cardiovasculares. Si necesita dividir el tiempo en dos sesiones, es totalmente aceptable. Lo más importante es que haga los ejercicios en la cantidad mínima de tiempo indicada. ¡Trabaje duro!:

Trotar al aire libre

Caminar/trotar en la estera

Aparato elíptico

Bicicleta fija o móvil

Natación

Escaladora

Brincar la cuerda 225 veces

Intervalos de caminar/correr en la estera

Zumba u otro tipo de ejercicio aeróbico

Clase de *spinning*

Otros programas de cardio de alta intensidad

Aparato de remos

SEMANA 3 DE SHRED, DÍA 2

COMIDA 1

- 1 taza de agua con limón. Sírvase 8 onzas de agua, ya sea caliente o fría. Tome medio limón y exprímalo directamente en el agua. Si desea, añada ½ cucharadita de azúcar. Mezcle bien y beba.

- Escoja una de las siguientes; su opción debe tener 200 calorías o menos:

    1 licuado de fruta

    1 batido de proteína

MERIENDA 1

- 100 calorías o menos

COMIDA 2

- Escoja una de las siguientes; su opción debe tener 200 calorías o menos. Elija algo distinto a lo que eligió para la comida 1:

    1 licuado de fruta

    1 batido de proteína

- 1 pieza de fruta *o* 1 porción de vegetales de hoja verde
- Escoja una de las siguientes opciones de bebidas:

    1 lata de 12 onzas de gaseosa de dieta

    1 taza de limonada (preferiblemente recién exprimida)

    Toda el agua que quiera (con o sin gas)

    1 taza de agua con sabor

    1 taza de jugo (que *no* proceda de concentrado)

    1 taza de té helado sin azúcar o cualquier otro tipo de té

    1 taza de leche de vaca baja en grasa o sin grasa, de leche de soya sin azúcar o de leche de almendras sin azúcar

MERIENDA 2

- 150 calorías o menos

COMIDA 3

- Escoja una de las siguientes; su opción debe tener 200 calorías o menos. Escoja algo distinto a lo que eligió para la comida 2:

    1 licuado de fruta

    1 batido de proteína

    1 tazón de sopa (sin papa o crema). Algunas buenas opciones: pollo con fideos, verduras, lentejas, garbanzos, guisantes partidos, frijoles negros, crema de tomate, etc. ¡Ojo con el contenido de sodio!

- 1 pieza de fruta *o* 1 porción de vegetales de hoja verde
- Escoja una de las siguientes opciones de bebidas, debe ser distinta a la que escogió para la comida 2:

    1 lata de 12 onzas de gaseosa de dieta

    1 taza de limonada (preferiblemente recién exprimida)

    Toda el agua que quiera (con o sin gas)

    1 taza de agua con sabor

    1 taza de jugo (que *no* proceda de concentrado)

    1 taza de té helado sin azúcar o cualquier otro tipo de té

    1 taza de leche de vaca baja en grasa o sin grasa, de leche de soya sin azúcar o de leche de almendras sin azúcar

MERIENDA 3

- 100 calorías o menos

COMIDA 4

- Escoja una de las siguientes; su opción debe tener 200 calorías o menos. Escoja algo distinto a lo que eligió para la comida 3:

    1 licuado de fruta

    1 batido de proteína

    1 tazón de sopa (sin papa o crema). Algunas buenas opciones de sopa: pollo con fideos, verduras, lentejas, garbanzos, guisantes partidos, frijoles negros, crema de tomate, etc. ¡Ojo con el contenido de sodio!

- 1 porción de vegetales

- Escoja una de las siguientes opciones de bebidas, debe ser distinta a la que escogió para las comidas 2 y 3:

    1 lata de 12 onzas de gaseosa de dieta

    1 taza de limonada (preferiblemente recién exprimida)

    Toda el agua que quiera (con o sin gas)

    1 taza de agua con sabor

    1 taza de jugo (que *no* proceda de concentrado)

    1 taza de té helado sin azúcar o cualquier otro tipo de té

    1 taza de leche de vaca baja en grasa o sin grasa, de leche de soya sin azúcar o de leche de almendras sin azúcar

EJERCICIOS

- Cantidad de ejercicios hoy: Mínimo 45 minutos. Si quiere hacer más ¡mucho mejor! ¡Esfuércese todo lo que pueda!

- Escoja de esta lista de ejercicios cardiovasculares. Si necesita dividir el tiempo en dos sesiones, es totalmente aceptable. Lo más importante es que haga los ejercicios en la cantidad mínima de tiempo indicada. ¡Trabaje duro!:

    Trotar al aire libre

    Caminar/trotar en la estera

    Aparato elíptico

Bicicleta fija o móvil

Natación

Escaladora

Brincar la cuerda 225 veces

Intervalos de caminar/correr en la estera

Zumba u otro tipo de ejercicio aeróbico

Clase de *spinning*

Otros programas de cardio de alta intensidad

Aparato de remos

SEMANA 3 DE SHRED, DÍA 3

COMIDA 1

- 1 taza de agua con limón. Sírvase 8 onzas de agua, ya sea caliente o fría. Tome medio limón y exprímalo directamente en el agua. Si desea, añada ½ cucharadita de azúcar. Mezcle bien y beba.

- 1 pieza de fruta. Ésta puede ser 1 banana, 1 manzana, 1 pera, etc. También puede ser ½ taza de frambuesas, arándanos azules, moras o fresas.

- Escoja uno. Su porción debe equivaler a 1 taza cocinada, aproximadamente:

    1 tazón pequeño de avena

    1 tazón pequeño de crema de trigo

    1 tazón pequeño de sémola de maíz

MERIENDA 1

- 100 calorías o menos

COMIDA 2

- Escoja 1 de las siguientes; su opción no debe exceder 200 calorías:

    1 batido de leche

    1 licuado de fruta

1 batido de proteína

1 batido de vegetales (puede utilizar cualquier vegetal que desee)

- 1 pieza de fruta

- Escoja una de las siguientes opciones de bebidas:

    1 lata de 12 onzas de gaseosa de dieta

    1 taza de limonada (preferiblemente recién exprimida)

    Toda el agua que quiera (con o sin gas)

    1 taza de agua con sabor

    1 taza de jugo (que *no* proceda de concentrado)

    1 taza de té helado sin azúcar o cualquier otro tipo de té

    1 taza de leche de vaca baja en grasa o sin grasa, de leche de soya
    sin azúcar o de leche de almendras sin azúcar

MERIENDA 2

- 150 calorías o menos

COMIDA 3

- Escoja una de las siguientes. Su opción no debe exceder 200 calorías.
  Trate de escoger algo diferente a lo que eligió para la comida 2; no
  tiene que hacerlo, pero inténtelo:

    1 batido de leche

    1 licuado de fruta

    1 batido de proteína

    1 batido de vegetales (puede utilizar cualquier vegetal que desee)

    1 tazón de sopa (sin papa o crema). Algunas buenas opciones: pollo
    con fideos, verduras, lentejas, garbanzos, guisantes partidos, frijoles
    negros, crema de tomate, etc. ¡Ojo con el contenido de sodio!

- Escoja una de las siguientes opciones de bebidas:

    1 lata de 12 onzas de gaseosa de dieta

    1 taza de limonada (preferiblemente recién exprimida)

    Toda el agua que quiera (con o sin gas)

    1 taza de agua con sabor

    1 taza de jugo (que *no* proceda de concentrado)

1 taza de té helado sin azúcar o cualquier otro tipo de té

1 taza de leche de vaca baja en grasa o sin grasa, de leche de soya sin azúcar o de leche de almendras sin azúcar

MERIENDA 3

- 100 calorías o menos

COMIDA 4

- Escoja una de las siguientes. Su opción no debe exceder 200 calorías. Trate de escoger algo diferente a lo que eligió para la comida 3; no tiene que hacerlo, pero inténtelo:

    1 batido de leche

    1 licuado de fruta

    1 batido de proteína

    1 batido de vegetales (puede utilizar cualquier vegetal que desee)

    1 tazón de sopa (sin papa o crema). Algunas buenas opciones para sopa: pollo con fideos, verduras, lentejas, garbanzos, guisantes partidos, frijoles negros, crema de tomate, etc. ¡Ojo con el contenido de sodio!

- 1 porción de vegetales (Recuerde, ¡el tamaño de la porción es el de su puño!)

- Escoja una de las siguientes opciones de bebidas:

    1 lata de 12 onzas de gaseosa de dieta

    1 taza de limonada (preferiblemente recién exprimida)

    Toda el agua que quiera (con o sin gas)

    1 taza de agua con sabor

    1 taza de jugo (que no proceda de concentrado)

    1 taza de té helado sin azúcar o cualquier otro tipo de té

    1 taza de leche de vaca baja en grasa o sin grasa, de leche de soya sin azúcar o de leche de almendras sin azúcar

EJERCICIOS

- Cantidad de ejercicios hoy: Mínimo 30 minutos. Si quiere hacer más ¡mucho mejor! ¡Esfuércese todo lo que pueda!

- Escoja de esta lista de ejercicios cardiovasculares. Si necesita dividir el tiempo en dos sesiones, es totalmente aceptable. Lo más importante es que haga los ejercicios en la cantidad mínima de tiempo indicada. ¡Trabaje duro!:

  Trotar al aire libre

  Caminar/trotar en la estera

  Aparato elíptico

  Bicicleta fija o móvil

  Natación

  Escaladora

  Brincar la cuerda 225 veces

  Intervalos de caminar/correr en la estera

  Zumba u otro tipo de ejercicio aeróbico

  Clase de *spinning*

  Otros programas de cardio de alta intensidad

  Aparato de remos

SEMANA 3 DE SHRED, DÍA 4

COMIDA 1

- 1 taza de agua con limón. Sírvase 8 onzas de agua, ya sea caliente o fría. Tome medio limón y exprímalo directamente en el agua. Si desea, añada ½ cucharadita de azúcar. Mezcle bien y beba.

- 1 taza de frambuesas, fresas rebanadas, arándanos azules o moras.

- Escoja una de las siguientes. Sea cual sea su opción, debe tener 200 calorías o menos y no puede tener azúcar adicional:

  1 licuado de fruta

  1 batido de proteína

MERIENDA 1

- 100 calorías o menos

COMIDA 2

- Escoja una de las siguientes. Su opción debe tener 200 calorías o menos y no puede tener azúcar adicional. Trate de escoger algo diferente a lo que eligió para la comida 1:

    1 licuado de fruta

    1 batido de proteína

    1 batido de vegetales

- 1 pieza de fruta *o* 1 porción de vegetales

- Escoja una de las siguientes opciones de bebidas:

    1 lata de 12 onzas de gaseosa de dieta

    1 taza de limonada (preferiblemente recién exprimida)

    Toda el agua que quiera (con o sin gas)

    1 taza de agua con sabor

    1 taza de jugo (que *no* proceda de concentrado)

    1 taza de té helado sin azúcar o cualquier otro tipo de té

    1 taza de leche de vaca baja en grasa o sin grasa, de leche de soya sin azúcar o de leche de almendras sin azúcar

MERIENDA 2

- 150 calorías o menos

COMIDA 3

- 1 tazón de sopa (sin papa o crema). Buenas opciones son: pollo con fideos, verduras, lentejas, garbanzos, guisantes partidos, frijoles negros, crema de tomate, etc. ¡Ojo con el contenido de sodio!

- 1 pieza de fruta *o* 1 porción de vegetales

- Escoja una de las siguientes opciones de bebidas, debe ser distinta a la que escogió para la comida 2:

    1 lata de 12 onzas de gaseosa de dieta

    1 taza de limonada (preferiblemente recién exprimida)

    Toda el agua que quiera (con o sin gas)

    1 taza de agua con sabor

    1 taza de jugo (que *no* proceda de concentrado)

1 taza de té helado sin azúcar o cualquier otro tipo de té

1 taza de leche de vaca baja en grasa o sin grasa, de leche de soya sin azúcar o de leche de almendras sin azúcar

MERIENDA 3

- 100 calorías o menos

COMIDA 4

- Escoja de la lista siguiente:

    1 pieza de carne de res magra (5 oz, que no sea frita)

    1 pieza de pollo (5 oz, sin piel, que no sea frito)

    1 pieza de pescado (5 oz, que no sea frito)

    1 pieza de pavo (5 oz, sin piel, que no sea frito)

    1 taza de espagueti con albóndigas

- 1 porción de vegetales

- Media batata asada (sin crema batida u otro tipo de aderezo; puede añadirle 1 cucharadita de mantequilla) *o* ½ taza de arroz (preferiblemente integral, pero puede ser blanco si lo desea)

- Escoja una de las siguientes opciones de bebidas. Elija algo diferente a lo que bebió en las comidas 2 y 3:

    1 lata de 12 onzas de gaseosa de dieta

    1 taza de limonada (preferiblemente recién exprimida)

    Toda el agua que quiera (con o sin gas)

    1 taza de agua con sabor

    1 taza de jugo (que *no* proceda de concentrado)

    1 taza de té helado sin azúcar o cualquier otro tipo de té

    1 taza de leche de vaca baja en grasa o sin grasa, de leche de soya sin azúcar o de leche de almendras sin azúcar

EJERCICIOS

- Día de descanso. Pero si le inspira hacer algo, hágalo, por favor. Cada minuto de ejercicios quema más calorías y le acerca más a su objetivo. Incluso puede practicar un deporte: que puede ser una manera divertida de quemar calorías sin sentir que está ejercitando.

SEMANA 3 DE SHRED, DÍA 5

COMIDA 1

- 1 taza de agua con limón. Sírvase 8 onzas de agua, ya sea caliente o fría. Tome medio limón y exprímalo directamente en el agua. Si desea, añada ½ cucharadita de azúcar. Mezcle bien y beba.

- Escoja una de las siguientes. Sea cual sea su opción, debe tener 200 calorías o menos y no puede tener azúcar adicional:
    - 1 licuado de fruta
    - 1 batido de proteína
    - 1 batido de vegetales

MERIENDA 1

- 150 calorías o menos

COMIDA 2

- Escoja una de las siguientes; sea cual sea su opción, debe tener menos de 200 calorías sin azúcar adicional. Trate de escoger algo diferente a lo elegido para la comida 1:
    - 1 licuado de fruta
    - 1 batido de proteína
    - 1 batido de vegetales

- 1 pieza de fruta *o* 1 porción de vegetales

- Escoja una de las siguientes opciones de bebidas:
    - 1 lata de 12 onzas de gaseosa de dieta
    - 1 taza de limonada (preferiblemente recién exprimida)
    - Toda el agua que quiera (con o sin gas)
    - 1 taza de agua con sabor
    - 1 taza de jugo (que no proceda de concentrado)
    - 1 taza de té helado sin azúcar o cualquier otro tipo de té
    - 1 taza de leche de vaca baja en grasa o sin grasa, de leche de soya sin azúcar o de leche de almendras sin azúcar

MERIENDA 2

- 150 calorías o menos

COMIDA 3

- 1 ensalada pequeña de varias lechugas (con 3 cucharadas máximo de aderezo sin grasa, sin trocitos de tocino o crutones)

- 1 sándwich de pollo o pavo en pan 100% de trigo entero o 100% de grano entero; lechuga, tomate, 1 lasca de queso y 1 cucharadita de mostaza o mayonesa si así lo desea. (Siempre puede sustituir una comida con una ensalada mediana; pero recuerde que debe ser con 3 cucharadas máximo de aderezo sin grasa, sin trocitos de tocino o crutones)

- Escoja una de las siguientes opciones de bebidas, debe ser distinta a la que escogió para la comida 2:

  1 lata de 12 onzas de gaseosa de dieta

  1 taza de limonada (preferiblemente recién exprimida)

  Toda el agua que quiera (con o sin gas)

  1 taza de agua con sabor

  1 taza de jugo (que no proceda de concentrado)

  1 taza de té helado sin azúcar o cualquier otro tipo de té

  1 taza de leche de vaca baja en grasa o sin grasa, de leche de soya sin azúcar o de leche de almendras sin azúcar

MERIENDA 3

- 150 calorías o menos

COMIDA 4

- Escoja una de las siguientes; debe tener 200 calorías o menos y no debe tener azúcar adicional. Trate de escoger algo diferente a lo que escogió para la comida 2:

  1 licuado de fruta

  1 batido de proteína

  1 batido de vegetales

  1 tazón de sopa (sin papa o crema). Buenas opciones: pollo con

fideos, verduras, lentejas, garbanzos, guisantes partidos, frijoles negros, crema de tomate, etc. ¡Ojo con el contenido de sodio!

- 1 porción de fruta *o* vegetales

- Escoja una de las siguientes opciones de bebidas. Elija algo diferente a lo que bebió en las comidas 2 y 3:

  1 lata de 12 onzas de gaseosa de dieta

  1 taza de limonada (preferiblemente recién exprimida)

  Toda el agua que quiera (con o sin gas)

  1 taza de agua con sabor

  1 taza de jugo (que *no* proceda de concentrado)

  1 taza de té helado sin azúcar o cualquier otro tipo de té

  1 taza de leche de vaca baja en grasa o sin grasa, de leche de soya sin azúcar o de leche de almendras sin azúcar

MERIENDA 4

- 100 calorías o menos

EJERCICIOS

- Cantidad de ejercicios hoy: Mínimo 40 minutos. Si quiere hacer más ¡mucho mejor! ¡Esfuércese todo lo que pueda!

- Escoja de esta lista de ejercicios cardiovasculares. Si necesita dividir el tiempo en dos sesiones, es totalmente aceptable. Lo más importante es que haga los ejercicios en la cantidad mínima de tiempo indicada. ¡Trabaje duro!:

  Trotar al aire libre

  Caminar/trotar en la estera

  Aparato elíptico

  Bicicleta fija o móvil

  Natación

  Escaladora

  Brincar la cuerda 225 veces

  Intervalos de caminar/correr en la estera

  Zumba u otro tipo de ejercicio aeróbico

  Clase de *spinning*

Otros programas de cardio de alta intensidad
Aparato de remos

SEMANA 3 DE SHRED, DÍA 6

COMIDA 1

- 1 taza de agua con limón. Sírvase 8 onzas de agua, ya sea caliente o fría. Tome medio limón y exprímalo directamente en el agua. Si desea, añada ½ cucharadita de azúcar. Mezcle bien y beba.

- 1 pieza de fruta

- Escoja uno de los siguientes:

    1 tazón pequeño de avena (1½ tazas de avena cocinada)

    2 claras de huevo o una tortilla de 1 clara con vegetales en cuadritos (hecho con 2 claras como máximo)

    1 tazón pequeño de cereal sin azúcar con leche de vaca descremada sin grasa o con 1% de grasa

    1 sándwich de queso a la parrilla con pan 100% de grano entero o 100% de trigo entero

- 1 taza de jugo natural

MERIENDA 1

- 100 calorías o menos

COMIDA 2

- Escoja una de las siguientes opciones; debe tener 200 calorías o menos:

    1 licuado de fruta

    1 batido de proteína

    1 batido de vegetales

    1 tazón de sopa (sin papa, crema o carne). Algunas buenas opciones son: verduras, lentejas, garbanzos, guisantes partidos, frijoles negros, crema de tomate, etc. ¡Ojo con el contenido de sodio!

- 1 pieza de fruta *o* 1 porción de vegetales
- Escoja una de las siguientes opciones de bebidas:
    - 1 lata de 12 onzas de gaseosa de dieta
    - 1 taza de limonada (preferiblemente recién exprimida)
    - Toda el agua que quiera (con o sin gas)
    - 1 taza de agua con sabor
    - 1 taza de jugo (que *no* proceda de concentrado)
    - 1 taza de té helado sin azúcar o cualquier otro tipo de té
    - 1 taza de leche de vaca baja en grasa o sin grasa, de leche de soya sin azúcar o de leche de almendras sin azúcar

MERIENDA 2

- 100 calorías o menos

COMIDA 3

- Escoja una de las siguientes opciones; debe tener 200 calorías o menos. Trate de escoger algo diferente a lo que eligió en la comida 2:
    - 1 licuado de fruta
    - 1 batido de proteína
    - 1 tazón de sopa (sin papa, crema o carne). Buenas opciones: verduras, lentejas, garbanzos, guisantes partidos, frijoles negros, crema de tomate, etc. ¡Ojo con el contenido de sodio!
- Escoja una de las siguientes opciones de bebidas, debe ser distinta a la que escogió para la comida 2:
    - 1 lata de 12 onzas de gaseosa de dieta
    - 1 taza de limonada (preferiblemente recién exprimida)
    - Toda el agua que quiera (con o sin gas)
    - 1 taza de agua con sabor
    - 1 taza de jugo (que *no* proceda de concentrado)
    - 1 taza de té helado sin azúcar o cualquier otro tipo de té
    - 1 taza de leche de vaca baja en grasa o sin grasa, de leche de soya sin azúcar o de leche de almendras sin azúcar

MERIENDA 3

- 100 calorías o menos

COMIDA 4

- 1 taza de frijoles (que no sean en salsa de tomate con especias y endulzados)

- Escoja una de las siguientes opciones; debe tener 200 calorías o menos. Trate de escoger algo diferente a lo que eligió para la comida 3:

    1 licuado de fruta

    1 batido de proteína

    1 batido de vegetales

- Escoja una de las siguientes opciones de bebidas. Si puede, trate de elegir algo diferente a lo que bebió en las comidas 2 y 3:

    1 lata de 12 onzas de gaseosa de dieta

    1 taza de limonada (preferiblemente recién exprimida)

    Toda el agua que quiera (con o sin gas)

    1 taza de agua con sabor

    1 taza de jugo (que *no* proceda de concentrado)

    1 taza de té helado sin azúcar o cualquier otro tipo de té

    1 taza de leche de vaca baja en grasa o sin grasa, de leche de soya sin azúcar o de leche de almendras sin azúcar

MERIENDA 4

- Escoja entre las siguientes opciones:

    20 almendras

    2 galletas de arroz inflado con 1 cucharadita de mantequilla de cacahuete

    1 taza pequeña de frutas

    8 mitades de albaricoques secos

    2 cucharadas de semillas de girasol

    4 tostadas de trigo entero o grano entero marca Melba

EJERCICIOS

- Día de descanso. Pero si le inspira hacer algo, hágalo, por favor. Cada minuto de ejercicios quema más calorías y le acerca más a su objetivo. Incluso puede practicar un deporte: que puede ser una manera divertida de quemar calorías sin sentir que está ejercitando.

SEMANA 3 DE SHRED, DÍA 7

COMIDA 1

- 1 taza de agua con limón. Sírvase 8 onzas de agua, ya sea caliente o fría. Tome medio limón y exprímalo directamente en el agua. Si desea, añada ½ cucharadita de azúcar. Mezcle bien y beba.

- Escoja una de las siguientes opciones: debe tener 200 calorías o menos:

    1 licuado de fruta

    1 batido de proteína

    1 batido de vegetales

- 1 pieza de fruta

MERIENDA 1

- 100 calorías o menos

COMIDA 2

- Escoja una de las siguientes opciones:

    1 batido de proteína

    1 batido de vegetales

    1 tazón de sopa (sin papa, crema o carne). Algunas buenas opciones son: verduras, lentejas, garbanzos, guisantes partidos, frijoles negros, crema de tomate, etc. ¡Ojo con el contenido de sodio!

- Escoja una de las siguientes opciones de bebidas:

    1 lata de 12 onzas de gaseosa de dieta

    1 taza de limonada (preferiblemente recién exprimida)

    Toda el agua que quiera (con o sin gas)

    1 taza de agua con sabor

    1 taza de jugo (que *no* proceda de concentrado)

    1 taza de té helado sin azúcar o cualquier otro tipo de té

    1 taza de leche de vaca baja en grasa o sin grasa, de leche de soya sin azúcar o de leche de almendras sin azúcar

MERIENDA 2

- 150 calorías o menos

COMIDA 3

- Escoja del grupo A *o* B. *No escoja* de ambos:

    Grupo A: Escoja una de las siguientes opciones:

    1 pieza de pollo (5 oz, sin piel, que no sea frito)

    1 pieza de pescado (5 oz, que no sea frito)

    1 pieza de pavo (5 oz, sin piel, que no sea frito)

    Su opción tendrá como acompañantes ½ taza de arroz integral y 1 porción de vegetales

    Grupo B: Puede comer ambas opciones:

    1 porción de lasaña (con o sin carne) de 4 pulgadas x 2 pulgadas x 1 pulgada de grosor

    1 porción de vegetales

- Escoja una de las siguientes opciones de bebidas, debe ser distinta a la que escogió para la comida 2:

    1 lata de 12 onzas de gaseosa de dieta

    1 taza de limonada (preferiblemente recién exprimida)

    Toda el agua que quiera (con o sin gas)

    1 taza de agua con sabor

    1 taza de jugo (que *no* proceda de concentrado)

    1 taza de té helado sin azúcar o cualquier otro tipo de té

    1 taza de leche de vaca baja en grasa o sin grasa, de leche de soya sin azúcar o de leche de almendras sin azúcar

MERIENDA 3

- 100 calorías o menos

COMIDA 4

- Escoja una de las siguientes opciones; debe tener 200 calorías o menos:

    1 licuado de fruta

    1 batido de proteína

1 tazón de sopa (sin papa o crema). Algunas buenas opciones: pollo con fideos, verduras, lentejas, garbanzos, guisantes partidos, frijoles negros, crema de tomate, etc. ¡Ojo con el contenido de sodio!

- Escoja una de las siguientes opciones de bebidas, debe ser distinta a la que escogió para las comidas 2 y 3:

  1 lata de 12 onzas de gaseosa de dieta

  1 taza de limonada (preferiblemente recién exprimida)

  Toda el agua que quiera (con o sin gas)

  1 taza de agua con sabor

  1 taza de jugo (que *no* proceda de concentrado)

  1 taza de té helado sin azúcar o cualquier otro tipo de té

  1 taza de leche de vaca baja en grasa o sin grasa, de leche de soya sin azúcar o de leche de almendras sin azúcar

EJERCICIOS

- Cantidad de ejercicios hoy: Mínimo 40 minutos. Divida su ejercitación en dos sesiones. La primera debe realizarse antes de las 12:00 PM; la segunda, después de las 2:00 PM. Si quiere hacer más ¡mucho mejor! ¡Esfuércese todo lo que pueda!

- Escoja de esta lista de ejercicios cardiovasculares. Si necesita dividir el tiempo en dos sesiones, es totalmente aceptable. Lo más importante es que haga los ejercicios en la cantidad mínima de tiempo indicada. ¡Trabaje duro!:

  Trotar al aire libre

  Caminar/trotar en la estera

  Aparato elíptico

  Bicicleta fija o móvil

  Natación

  Escaladora

  Brincar la cuerda 225 veces

  Intervalos de caminar/correr en la estera

  Zumba u otro tipo de ejercicio aeróbico

  Clase de *spinning*

  Otros programas de cardio de alta intensidad

  Aparato de remo

CAPÍTULO 6

Semana 4: Ascenso

¡Vaya! ¡Esto es realmente espectacular! Llegó a la cuarta parada de su itinerario y no sólo sobrevivió, sino que conquistó la Transformación, la semana más difícil del ciclo. Después de haber superado los últimos siete días no hay nada que usted no pueda hacer. En esta semana es muy importante la visualización: piense que las últimas tres semanas fueron como un descenso a un pozo frío, oscuro y húmedo. Cada semana descendió un poco más hasta que al final de la semana 3, tocó fondo. Eso significa que es hora de ascender en búsqueda de la luz.

Cualquier alpinista le dirá que para lograr un ascenso exitoso se necesitan dos cosas: firmeza física y mental. Durante las últimas semanas, usted ha desarrollado ambos atributos, ignorando tal vez lo que lo estaba haciendo. En el ascenso, encontrará algunos momentos fáciles y otros bastante inciertos y fatigosos. El Ascenso consiste en la combinación de lo que ha aprendido en las últimas tres semanas y el uso de sus conocimientos para regresar al reino de la luz. En sólo siete días ascenderá alejándose de ese pozo oscuro y solitario para regresar a tierra firme, donde podrá respirar aire fresco y disfrutar de todo lo que le rodea. Ahora es un veterano de SHRED, por lo que nada le resultará demasiado difícil de terminar. ¡Crea! ¡¡Trabaje duro!! ¡¡¡Diviértase!!!

NORMATIVAS DE LA SEMANA 4 DE SHRED

▶ Pésese en la mañana antes de comenzar el programa y anote el resultado. No vuelva a pesarse durante el resto de la semana, espere hasta el mismo día de la semana siguiente, por la mañana. Pésese tal y como lo hizo al principio: si se pesó sin ropa inicialmente, vuelva a hacerlo; si se pesó con ropa puesta, vuelva a ponerse la misma ropa para pesarse por segunda vez. Use la misma báscula en ambas ocasiones. *No use* una báscula diferente, pues puede haber una diferencia de hasta varias libras entre distintos modelos de básculas.

▶ Usted deberá comer algo cada 3 a 4 horas aunque no tenga apetito, pero *no* exagere. Coma hasta que no tenga hambre, pero *nunca hasta sentirse lleno.* Si necesita comer menos de lo recomendado, pues adelante, eso será mucho mejor. Cambiar comidas está permitido, pero trate de hacerlo lo más esporádicamente posible. Por ejemplo, si sabe que lo establecido en la comida 3 es más fácil de conseguir que lo que dicta la comida 2, haga el cambio. Ver con anticipación las comidas del día es importante, pues así se preparará mejor para lo que vendrá.

▶ Debe hacer algún tipo de ejercicio cardiovascular (también conocidos como "cardio") durante cinco de cada siete días. Preste atención a las normativas establecidas para ese día. Si tiene que ejercitar en días diferentes que los señalados, proceda, siempre y cuando haga cinco días de actividad física cardiovascular en un período de siete días.

▶ Si no come carne, haga las sustituciones apropiadas con pescado o vegetales.

▶ Esta semana, todos los batidos y licuados deben seguir teniendo 200 calorías o menos. De ser posible, evite el azúcar adicional en los productos que compre en el mercado.

▶ Cuando cocine o compre sopas, asegúrese de que tengan 200 calorías o menos y un bajo porcentaje de sodio (sal). O sea, que el renglón donde se lee "sodio" o "Na+" en la etiqueta no debe contener más de 480 mg por porción. Trate de consumir alimentos elaborados con sal de mar, pues tiene el mismo sabor, pero un menor contenido de sodio.

▶ Las sopas se pueden consumir con 2 galletas saladas si así lo desea.

▶ Las comidas líquidas se deben consumir con 1 pieza de fruta *o* 1 porción de vegetales.

▶ Debe beber 1 taza de agua antes de una comida y 1 taza de agua durante la comida. Puede añadirle lima o limón al agua y también puede beber agua con gas.

▶ Está permitido beber café, pero sólo 1 taza pequeña por día. Evite las variantes "creativas" del café rebosantes de calorías. Su café no debe contener más de 50 calorías.

▶ No debe hacer ninguna comida 90 minutos antes de irse a dormir.

▶ Si desea, puede hacer una merienda de 100 calorías antes de irse a la cama.

▶ Seleccione inteligentemente sus meriendas. Evite los *chips*, las rosquillas y los caramelos. Aunque puede comerlos de cuando en cuando, no lo haga a menudo. Si debe comer algo similar a esos productos, hágalo solamente en una de sus meriendas del día y opte por algo más saludable en las otras meriendas.

▶ Si no lo desea, no es necesario que consuma todos los alimentos del menú del día. Pero no "salte" comidas, no coma el doble y no se pase de las normativas de alimentación en lo tocante a tamaño y volumen.

▶ Aunque están permitidos los condimentos como el *ketchup*, la mayonesa y la mostaza, no debe consumir más de una cucharadita en cada comida. Y lo mismo aplica a la salsa de soya.

▶ En cuanto a las especias, no hay límite.

▶ Si bien es preferible comer siempre frutas frescas, están permitidas sus versiones enlatadas y congeladas. Sólo asegúrese de que vienen en agua, y no tienen azúcares añadidas.

▶ También están permitidos los vegetales enlatados y congelados, pero esté atento al contenido de sodio.

▶ En lo que a bebidas se refiere, puede beber tanta agua al día como prefiera. A continuación, otras normativas al respecto:

Cero gaseosas regulares

1 lata de 12 onzas de gaseosa de dieta por día

Están permitidas las aguas con sabor, pero deben tener menos de 60 calorías

Bebidas deportivas: 1 botella por día, pero con menos de 60 calorías

Opciones de alcohol: 1 bebida preparada dos veces por semana, *o* 3 cervezas *light* a la semana, *o* 3 vasos convencionales de vino (tinto o blanco) a la semana

La programación de los horarios de comidas es vital para el éxito de este plan. Al principio podría resultarle difícil, pero planifique con antelación y haga lo más que pueda. No es aconsejable "saltar" comidas; aunque sólo coma una pequeña porción, trate de comer algo a su hora. Un ejemplo de los horarios de un día en la fase de Ascenso pudiera lucir como la tabla que se encuentra abajo, pero para cada uno de los días, el orden de comidas y meriendas es tanto intencional como crítico. Además, como algunos días incluyen una cuarta merienda adicional, es bueno que siga atentamente las instrucciones de cada día:

8:30 AM	10:00 AM	11:30 AM	1:00 PM	3:30 PM	7:00 PM	8:30 PM
Comida 1	Merienda 1	Comida 2	Merienda 2	Comida 3	Comida 4	Merienda 3

SEMANA 4 DE SHRED, DÍA 1

COMIDA 1

- 1 taza de agua con limón. Sírvase 8 onzas de agua, ya sea caliente o fría. Tome medio limón y exprímalo directamente en el agua. Si desea, añada ½ cucharadita de azúcar. Mezcle bien y beba.

- 1 pieza de fruta. Ésta puede ser 1 banana, 1 manzana, 1 pera, etc. También puede ser ½ taza de frambuesas, arándanos azules, moras o fresas.

- Escoja una de las siguientes opciones:

    1 tazón pequeño de avena (1½ tazas de avena cocinada)

    2 claras de huevo *o* una tortilla de 1 clara con vegetales en cuadritos (hecho con 2 claras como máximo)

    1 tazón pequeño de cereal sin azúcar con leche de vaca descremada sin grasa o con 1% de grasa

- ½ taza de jugo que *no* proceda de concentrado (toronja, manzana, naranja, zanahoria, pera, tomate, etc.)

MERIENDA 1

- 100 calorías o menos

COMIDA 2

- 1 sándwich de pollo o pavo en pan 100% de trigo entero o 100% de grano entero; lechuga, tomate, 1 lasca de queso y 1 cucharadita de mostaza o mayonesa si así lo desea.

- 1 ensalada pequeña de varias lechugas (con 3 cucharadas máximo de aderezo sin grasa, sin trocitos de tocino o crutones)

- Escoja una de las siguientes opciones de bebidas:

    1 lata de 12 onzas de gaseosa de dieta

    1 taza de limonada (preferiblemente recién exprimida)

    Toda el agua que quiera (con o sin gas)

    1 taza de agua con sabor

    1 taza de jugo (que *no* proceda de concentrado)

    1 taza de té helado sin azúcar

    1 taza de leche de vaca baja en grasa o sin grasa, de leche de soya sin azúcar o de leche de almendras sin azúcar

MERIENDA 2

- 100 calorías o menos

COMIDA 3

- Escoja una de las siguientes. Su opción no debe exceder 200 calorías:

    1 batido de leche

1 licuado de fruta

1 batido de proteína

1 batido de vegetales (puede utilizar cualquier vegetal que desee)

1 tazón de sopa (sin papa o crema). Buenas opciones: pollo con fideos, verduras, lentejas, garbanzos, guisantes partidos, frijoles negros, crema de tomate, etc. ¡Ojo con el contenido de sodio!

- Escoja una de las siguientes opciones de bebidas, debe ser distinta a la que escogió para la comida 2:

    1 lata de 12 onzas de gaseosa de dieta

    1 taza de limonada (preferiblemente recién exprimida)

    Toda el agua que quiera (con o sin gas)

    1 taza de agua con sabor

    1 taza de jugo (que no proceda de concentrado)

    1 taza de té helado sin azúcar

COMIDA 4

- Escoja una opción del Grupo A y una del Grupo B:

    Grupo A:

    1 tazón pequeño de pasta con salsa marinara (cero salsas con crema)

    2 rebanadas pequeñas o medianas de pizza (corte triangular: 4 pulgadas de ancho medidas a lo largo de la corteza y 6 pulgadas de largo)

    1 hamburguesa con o sin queso (3½ pulgadas de diámetro, ½ pulgada de grosor)

    1 tazón de sopa (sin papa o crema). Buenas opciones son: pollo con fideos, verduras, lentejas, garbanzos, guisantes partidos, frijoles negros, crema de tomate, etc. ¡Ojo con el contenido de sodio!

    1 pieza de pavo (5 oz, sin piel, que no sea frito)

    1 pieza de pollo (5 oz, sin piel, que no sea frito)

    1 pieza de pescado (5 oz, que no sea frito)

Grupo B:

      Papas fritas (unas 12 si son delgadas o 6 si son gruesas)

      1 porción de vegetales

      Ensalada pequeña de varias lechugas

- Escoja una de las siguientes opciones de bebidas:

      1 lata de 12 onzas de gaseosa de dieta

      1 taza de limonada (preferiblemente recién exprimida)

      Toda el agua que quiera (con o sin gas)

      1 taza de agua con sabor

      1 taza de jugo (que *no* proceda de concentrado)

      1 taza de té helado sin azúcar

MERIENDA 3

- 100 calorías o menos

EJERCICIOS

- Cantidad de ejercicios hoy: Mínimo 30 minutos. Si quiere hacer más ¡mucho mejor! ¡Esfuércese todo lo que pueda!

- Escoja una combinación de las opciones siguientes para cumplir con sus requisitos de ejercitación:

      15 minutos trotando al aire libre

      15 minutos caminando/trotando en la estera

      15 minutos en el aparato elíptico

      15 minutos en bicicleta fija o móvil

      15 minutos de natación

      15 minutos en la escaladora

      Brincar la cuerda 225 veces

      20 minutos de intervalos en la estera

      15 minutos de Zumba

      15 minutos de *spinning*

      15 minutos de cualquier otro tipo de cardio de alta intensidad

      15 minutos en el aparato de remo

SEMANA 4 DE SHRED, DÍA 2

COMIDA 1

- 1 taza de agua con limón. Sírvase 8 onzas de agua, ya sea caliente o fría. Tome medio limón y exprímalo directamente en el agua. Si desea, añada ½ cucharadita de azúcar. Mezcle bien y beba
- Escoja una de las siguientes; su opción no debe exceder 200 calorías:
    1 batido de leche (con leche descremada o baja grasa)
    1 licuado de fruta
    1 batido de proteína
    1 licuado de vegetales (puede usar los vegetales que desee)
- 1 pieza de fruta

MERIENDA 1

- 100 calorías o menos

COMIDA 2

- Escoja una de las siguientes opciones:
    3 porciones de vegetales (Recuerde, una porción equivale aproximadamente al puño de una persona promedio)
    1 ensalada grande de varias lechugas (sin crutones o trocitos de tocino; permitidas 4 cucharadas de aderezo sin grasa o bajo en grasa)
    1 licuado de fruta (200 calorías o menos)
    1 batido de proteína (200 calorías o menos)
- Escoja una de las siguientes opciones de bebidas:
    1 lata de 12 onzas de gaseosa de dieta
    1 taza de limonada (preferiblemente recién exprimida)
    Toda el agua que quiera (con o sin gas)
    1 taza de agua con sabor
    1 taza de jugo (que *no* proceda de concentrado)
    1 taza de té helado sin azúcar

MERIENDA 2

- 150 calorías o menos

COMIDA 3

- Escoja una de las siguientes opciones; debe ser diferente a la que eligió para la comida 2:

    3 porciones de vegetales (Recuerde, una porción equivale aproximadamente al puño de una persona promedio)

    1 ensalada grande de varias lechugas (sin crutones o trocitos de tocino; permitidas 4 cucharadas de aderezo sin grasa o bajo en grasa)

    1 licuado de fruta (200 calorías o menos)

    1 batido de proteína (200 calorías o menos)

- Escoja una de las siguientes opciones de bebidas, debe ser distinta a la que escogió para la comida 2:

    1 lata de 12 onzas de gaseosa de dieta

    1 taza de limonada (preferiblemente recién exprimida)

    Toda el agua que quiera (con o sin gas)

    1 taza de agua con sabor

    1 taza de jugo (que *no* proceda de concentrado)

    1 taza de té helado sin azúcar

MERIENDA 3

- 100 calorías o menos

COMIDA 4

- Escoja una de las siguientes opciones, debe ser distinta a la que escogió para la comida 3:

    3 porciones de vegetales (Recuerde, una porción equivale aproximadamente al puño de una persona promedio)

    1 ensalada grande de varias lechugas (sin crutones o trocitos de tocino; permitidas 4 cucharadas de aderezo sin grasa o bajo en grasa)

    1 hamburguesa de vegetales (3.5 pulgadas de diámetro, ½ pulgada de grosor)

1 batido de proteína (200 calorías o menos)

1 tazón de sopa (200 calorías o menos; sin papa o crema). Buenas opciones: pollo con fideos, verduras, lentejas, garbanzos, guisantes partidos, frijoles negros, crema de tomate, etc. ¡Ojo con el contenido de sodio!

- Si escogió el batido de proteína o la sopa, también debe consumir 1 porción de vegetales.

- Escoja una de las siguientes opciones de bebidas, debe ser distinta a la que escogió para las comidas 2 y 3:

  1 lata de 12 onzas de gaseosa de dieta

  1 taza de limonada (preferiblemente recién exprimida)

  Toda el agua que quiera (con o sin gas)

  1 taza de agua con sabor

  1 taza de jugo (que *no* proceda de concentrado)

  1 taza de té helado sin azúcar

EJERCICIOS

- Cantidad de ejercicios hoy: Mínimo 45 minutos. Si quiere hacer más ¡mucho mejor! ¡Esfuércese todo lo que pueda!

- Escoja una combinación de las opciones siguientes para cumplir con sus requisitos de ejercitación:

  15 minutos de trotar al aire libre

  15 minutos caminando/trotando en la estera

  15 minutos en el aparato elíptico

  15 minutos en bicicleta fija o móvil

  15 minutos de natación

  15 minutos en la escaladora

  Brincar la cuerda 225 veces

  20 minutos de intervalos en la estera

  15 minutos de Zumba

  15 minutos de *spinning*

  15 minutos de cualquier otro tipo de cardio de alta intensidad

  15 minutos en el aparato de remo

SEMANA 4 DE SHRED, DÍA 3

COMIDA 1

- 1 taza de agua con limón. Sírvase 8 onzas de agua, ya sea caliente o fría. Tome medio limón y exprímalo directamente en el agua. Si desea, añada ½ cucharadita de azúcar. Mezcle bien y beba.

- 1 pieza de fruta. Ésta puede ser 1 banana, 1 manzana, 1 pera, etc. También puede ser ½ taza de frambuesas, arándanos azules, moras o fresas.

- Escoja una de las siguientes opciones. Su porción debe equivaler a 1 taza cocinada, aproximadamente:

  1 tazón pequeño de avena

  1 tazón pequeño de crema de trigo

  1 tazón pequeño de sémola de maíz

- 1 taza de jugo que *no* proceda de concentrado (toronja, manzana, naranja, zanahoria, pera, tomate, etc.)

MERIENDA 1

- 100 calorías o menos

COMIDA 2

- Escoja una de las siguientes opciones; debe tener 200 calorías o menos:

  1 licuado de fruta

  1 batido de proteína

  1 tazón de sopa (sin papa o crema). Buenas opciones son: pollo con fideos, verduras, lentejas, garbanzos, guisantes partidos, frijoles negros, crema de tomate, etc. ¡Ojo con el contenido de sodio!

- 1 pieza de fruta *o* 1 porción de vegetales

- Escoja una de las siguientes opciones de bebidas:

  1 lata de 12 onzas de gaseosa de dieta

1 taza de limonada (preferiblemente recién exprimida)

Toda el agua que quiera (con o sin gas)

1 taza de agua con sabor

1 taza de jugo (que *no* proceda de concentrado)

1 taza de té helado sin azúcar

MERIENDA 2

- 150 calorías o menos

COMIDA 3

- Escoja 1 de las siguientes; su opción no debe exceder 200 calorías. Trate de escoger algo diferente a lo que eligió para la comida 2. No tiene que hacerlo, pero inténtelo:

  1 batido de leche

  1 licuado de fruta

  1 batido de proteína

  1 batido de vegetales (puede utilizar cualquier vegetal que desee)

  1 tazón de sopa (sin papa o crema). Buenas opciones: pollo con fideos, verduras, lentejas, garbanzos, guisantes partidos, frijoles negros, crema de tomate, etc. ¡Ojo con el contenido de sodio!

- Escoja una de las siguientes opciones de bebidas, debe ser distinta a la que escogió para la comida 2:

  1 lata de 12 onzas de gaseosa de dieta

  1 taza de limonada (preferiblemente recién exprimida)

  Toda el agua que quiera (con o sin gas)

  1 taza de agua con sabor

  1 taza de jugo (que *no* proceda de concentrado)

  1 taza de té helado sin azúcar

MERIENDA 3

- 100 calorías o menos

COMIDA 4

- Escoja del grupo A *o* B. *No escoja* de ambos:

Grupo A: Escoja una de las siguientes opciones:

1 pieza de pollo (5 oz, sin piel, que no sea frito)

1 pieza de pescado (5 oz, que no sea frito)

1 pieza de pavo (5 oz, sin piel, que no sea frito)

Su opción tendrá como acompañantes ½ taza de arroz integral y 1 porción de vegetales

Grupo B: Puede comer ambas opciones:

1 porción de lasaña (con o sin carne) de 4 pulgadas x 2 pulgadas x 1 pulgada de grosor

1 porción de vegetales

- Escoja una de las siguientes opciones de bebidas, debe ser distinta a la que escogió para la comida 3:

1 lata de 12 onzas de gaseosa de dieta

1 taza de limonada (preferiblemente recién exprimida)

Toda el agua que quiera (con o sin gas)

1 taza de agua con sabor

1 taza de jugo (que *no* proceda de concentrado)

1 taza de té helado sin azúcar

EJERCICIOS

- Día de descanso. Pero si le inspira hacer algo, hágalo, por favor. Cada minuto de ejercicios quema más calorías y le acerca más a su objetivo. Incluso puede practicar un deporte: que puede ser una manera divertida de quemar calorías sin sentir que está ejercitando.

SEMANA 4 DE SHRED, DÍA 4

COMIDA 1

- 1 taza de agua con limón. Sírvase 8 onzas de agua, ya sea caliente o fría. Tome medio limón y exprímalo directamente en el agua. Si desea, añada ½ cucharadita de azúcar. Mezcle bien y beba.

- 1 taza de frambuesas, fresas rebanadas, arándanos azules o moras
- Escoja una de las siguientes. Sea cual sea su opción, debe tener 200 calorías o menos y no puede tener azúcar adicional:
  1 licuado de fruta
  1 batido de proteína
- ½ taza de jugo que *no* proceda de concentrado (toronja, manzana, naranja, zanahoria, pera, tomate, etc.)

MERIENDA 1
- 100 calorías o menos

COMIDA 2
- Escoja una de las siguientes opciones:
  3 porciones de vegetales (Recuerde, una porción equivale aproximadamente al puño de una persona promedio)
  1 ensalada grande de varias lechugas (sin crutones o trocitos de tocino; permitidas 4 cucharadas de aderezo sin grasa o bajo en grasa)
  1 hamburguesa de vegetales (3½ pulgadas de diámetro, ½ pulgada de grosor)
  1 batido de proteína (200 calorías o menos)
  1 tazón de sopa (200 calorías o menos; sin papa o crema). Buenas opciones son: pollo con fideos, verduras, lentejas, garbanzos, guisantes partidos, frijoles negros, crema de tomate, etc. ¡Ojo con el contenido de sodio!
- Si escogió el batido de proteína o la sopa, también debe consumir 1 porción de vegetales
- Escoja una de las siguientes opciones de bebidas:
  1 lata de 12 onzas de gaseosa de dieta
  1 taza de limonada (preferiblemente recién exprimida)
  Toda el agua que quiera (con o sin gas)
  1 taza de agua con sabor
  1 taza de jugo (que *no* proceda de concentrado)

1 taza de té helado sin azúcar

1 taza de leche de vaca baja en grasa o sin grasa, de leche de soya sin azúcar o de leche de almendras sin azúcar

MERIENDA 2

- 150 calorías o menos

COMIDA 3

- Escoja de la lista siguiente:

  1 pieza de carne de res magra (5 oz, que no sea frita)

  1 pieza de pollo (5 oz, sin piel, que no sea frito)

  1 pieza de pescado (5 oz, que no sea frito)

  1 pieza de pavo (5 oz, sin piel, que no sea frito)

  1 taza de espagueti con albóndigas

- 1 porción de vegetales

- Media batata asada (sin crema batida u otro tipo de aderezo; puede añadirle 1 cucharadita de mantequilla) *o* ½ taza de arroz (preferiblemente integral, pero puede ser blanco si lo desea)

- Escoja una de las siguientes opciones de bebidas. Elija algo diferente a lo que bebió en la comida 2:

  1 lata de 12 onzas de gaseosa de dieta

  1 taza de limonada (preferiblemente recién exprimida)

  Toda el agua que quiera (con o sin gas)

  1 taza de agua con sabor

  1 taza de jugo (que *no* proceda de concentrado)

  1 taza de té helado sin azúcar

  1 taza de leche de vaca baja en grasa o sin grasa, de leche de soya sin azúcar o de leche de almendras sin azúcar

MERIENDA 3

- 100 calorías o menos

COMIDA 4

- Escoja una de las siguientes. Sea cual sea su opción, debe tener 200 calorías o menos y no puede tener azúcar adicional:

    1 licuado de fruta

    1 batido de proteína

    1 licuado de vegetales

- Escoja una de las siguientes opciones de bebidas. Elija algo diferente a lo que bebió en la comida 3:

    1 lata de 12 onzas de gaseosa de dieta

    1 taza de limonada (preferiblemente recién exprimida)

    Toda el agua que quiera (con o sin gas)

    1 taza de agua con sabor

    1 taza de jugo (que *no* proceda de concentrado)

    1 taza de té helado sin azúcar

    1 taza de leche de vaca baja en grasa o sin grasa, de leche de soya sin azúcar o de leche de almendras sin azúcar

EJERCICIOS

- Cantidad de ejercicios hoy: Mínimo 30 minutos. Si quiere hacer más ¡mucho mejor! ¡Esfuércese todo lo que pueda!

- Escoja una combinación de las opciones siguientes para cumplir con sus requisitos de ejercitación:

    15 minutos de trotar al aire libre

    15 minutos caminando/trotando en la estera

    15 minutos en el aparato elíptico

    15 minutos en bicicleta fija o móvil

    15 minutos de natación

    15 minutos en la escaladora

    Brincar la cuerda 225 veces

    20 minutos de intervalos en la estera

    15 minutos de Zumba

15 minutos de *spinning*

15 minutos de cualquier otro tipo de cardio de alta intensidad

15 minutos en el aparato de remo

SEMANA 4 DE SHRED, DÍA 5

COMIDA 1

- 1 taza de agua con limón. Sírvase 8 onzas de agua, ya sea caliente o fría. Tome medio limón y exprímalo directamente en el agua. Si desea, añada ½ cucharadita de azúcar. Mezcle bien y beba.

- Escoja una de las siguientes. Sea cual sea su opción, debe tener 200 calorías o menos y no puede tener azúcar adicional:

    1 licuado de fruta

    1 batido de proteína

    1 batido de vegetales

MERIENDA 1

- 150 calorías o menos

COMIDA 2

- Escoja una de las siguientes opciones:

    2 "deditos" de pollo

    Pollo salteado (1 taza)

    1 pieza de pescado (5 oz, que no sea frito)

    6 camarones jumbo (con 2 cucharadas de salsa para cóctel)

    1 taza de pasta (cero salsas con crema)

    3 porciones de vegetales

- 1 porción de vegetales si no escogió los de arriba.

- Escoja una de las siguientes opciones de bebidas:

    1 lata de 12 onzas de gaseosa de dieta

    1 taza de limonada (preferiblemente recién exprimida)

    Toda el agua que quiera (con o sin gas)

1 taza de agua con sabor

1 taza de jugo (que *no* proceda de concentrado)

1 taza de té helado sin azúcar o 2 tazas de cualquier otro tipo de té

1 taza de leche de vaca baja en grasa o sin grasa, de leche de soya sin azúcar o de leche de almendras sin azúcar

MERIENDA 2

- 150 calorías o menos

COMIDA 3

- Escoja una de las siguientes. Sea cual sea su opción, debe tener 200 calorías o menos y no puede tener azúcar adicional:

    1 licuado de fruta

    1 batido de proteína

    1 batido de vegetales

- 1 porción de vegetales

- Escoja una de las siguientes opciones de bebidas. Elija algo diferente a lo que bebió en la comida 2:

    1 lata de 12 onzas de gaseosa de dieta

    1 taza de limonada (preferiblemente recién exprimida)

    Toda el agua que quiera (con o sin gas)

    1 taza de agua con sabor

    1 taza de jugo (que *no* proceda de concentrado)

    1 taza de té helado sin azúcar o 2 tazas de cualquier otro tipo de té

    1 taza de leche de vaca baja en grasa o sin grasa, de leche de soya sin azúcar o de leche de almendras sin azúcar

MERIENDA 3

- 150 calorías o menos

COMIDA 4

- Escoja de la lista siguiente:

    1 pieza de carne de res magra (5 oz, que no sea frita)

    1 pieza de pollo (5 oz, sin piel, que no sea frito)

    1 pieza de pescado (5 oz, que no sea frito)

1 pieza de pavo (5 oz, sin piel, que no sea frito)

1 taza de espagueti con albóndigas

- 1 porción de vegetales

- Media batata asada (sin crema batida u otro tipo de aderezo; puede añadirle 1 cucharadita de mantequilla) *o* ½ taza de arroz (preferiblemente integral, pero puede ser blanco si lo desea)

- Escoja una de las siguientes opciones de bebidas. Elija algo diferente a lo que bebió en la comida 3:

  1 lata de 12 onzas de gaseosa de dieta

  1 taza de limonada (preferiblemente recién exprimida)

  Toda el agua que quiera (con o sin gas)

  1 taza de agua con sabor

  1 taza de jugo (que *no* proceda de concentrado)

  1 taza de té helado sin azúcar o 2 tazas de cualquier otro tipo de té

  1 taza de leche de vaca baja en grasa o sin grasa, de leche de soya sin azúcar o de leche de almendras sin azúcar

MERIENDA 4

- 100 calorías o menos

EJERCICIOS

- Cantidad de ejercicios hoy: Mínimo 45 minutos. Si quiere hacer más ¡mucho mejor! ¡Esfuércese todo lo que pueda!

- Escoja una combinación de las opciones siguientes para cumplir con sus requisitos de ejercitación:

  15 minutos de trotar al aire libre

  15 minutos caminando/trotando en la estera

  15 minutos en el aparato elíptico

  15 minutos en bicicleta fija o móvil

  15 minutos de natación

  15 minutos en la escaladora

Brincar la cuerda 225 veces

20 minutos de intervalos en la estera

15 minutos de Zumba

15 minutos de *spinning*

15 minutos de cualquier otro tipo de cardio de alta intensidad

15 minutos en el aparato de remo

SEMANA 4 DE SHRED, DÍA 6

COMIDA 1

- 1 taza de agua con limón. Sírvase 8 onzas de agua, ya sea caliente o fría. Tome medio limón y exprímalo directamente en el agua. Si desea, añada ½ cucharadita de azúcar. Mezcle bien y beba.

- 1 pieza de fruta

- Escoja una de las siguientes opciones:

   1 tazón pequeño de avena (1½ tazas de avena cocinada)

   2 claras de huevo *o* una tortilla de 1 clara con vegetales en cuadritos (hecho con 2 claras como máximo)

   1 tazón pequeño de cereal sin azúcar con leche de vaca descremada sin grasa o con 1% de grasa

   1 sándwich de queso a la parrilla con pan 100% de grano entero o 100% de trigo entero

- 1 taza de jugo que *no* proceda de concentrado (toronja, manzana, naranja, zanahoria, pera, tomate, etc.)

MERIENDA 1

- 100 calorías o menos

COMIDA 2

- Escoja una de las siguientes opciones; debe tener 200 calorías o menos:

1 licuado de fruta

1 batido de proteína

1 batido de vegetales

1 tazón de sopa (sin papa, crema o carne). Algunas buenas opciones son: verduras, lentejas, garbanzos, guisantes partidos, frijoles negros, crema de tomate, etc. ¡Ojo con el contenido de sodio!

- 1 pieza de fruta *o* 1 porción de vegetales

- Escoja una de las siguientes opciones de bebidas:

  1 lata de 12 onzas de gaseosa de dieta

  1 taza de limonada (preferiblemente recién exprimida)

  Toda el agua que quiera (con o sin gas)

  1 taza de agua con sabor

  1 taza de jugo (que *no* proceda de concentrado)

  1 taza de té helado sin azúcar o 2 tazas de cualquier otro tipo de té

  1 taza de leche de vaca baja en grasa o sin grasa, de leche de soya sin azúcar o de leche de almendras sin azúcar

MERIENDA 2

- 100 calorías o menos

COMIDA 3

- Escoja uno de los siguientes; debe tener 200 calorías o menos. Trate de escoger algo diferente a lo seleccionado en la comida 2:

  1 licuado de fruta

  1 batido de proteína

  1 tazón de sopa (sin papa, crema o carne). Algunas buenas opciones son: verduras, lentejas, garbanzos, guisantes partidos, frijoles negros, crema de tomate, etc. ¡Ojo con el contenido de sodio!

- 1 pieza de fruta *o* 1 porción de vegetales

- Escoja una de las siguientes opciones de bebidas, debe ser distinta a la que escogió para la comida 2:

  1 lata de 12 onzas de gaseosa de dieta

  1 taza de limonada (preferiblemente recién exprimida)

Toda el agua que quiera (con o sin gas)

1 taza de agua con sabor

1 taza de jugo (que *no* proceda de concentrado)

1 taza de té helado sin azúcar o 2 tazas de cualquier otro tipo de té

1 taza de leche de vaca baja en grasa o sin grasa, de leche de soya sin azúcar o de leche de almendras sin azúcar

MERIENDA 3

- 100 calorías o menos

COMIDA 4

- 1 taza de frijoles (que no sean en salsa de tomate con especias y endulzados)

- Escoja uno de los siguientes; debe tener 200 calorías o menos. Trate de escoger algo diferente a lo seleccionado en la comida 3:

    1 licuado de fruta

    1 batido de proteína

    1 batido de vegetales

- Escoja una de las siguientes opciones de bebidas, debe ser distinta a la que escogió para las comidas 2 y 3:

    1 lata de 12 onzas de gaseosa de dieta

    1 taza de limonada (preferiblemente recién exprimida)

    Toda el agua que quiera (con o sin gas)

    1 taza de agua con sabor

    1 taza de jugo (que *no* proceda de concentrado)

    1 taza de té helado sin azúcar o 2 tazas de cualquier otro tipo de té

    1 taza de leche de vaca baja en grasa o sin grasa, de leche de soya sin azúcar o de leche de almendras sin azúcar

MERIENDA 4

- Escoja entre las siguientes opciones:

    20 almendras

    2 galletas de arroz inflado con 1 cucharadita de mantequilla de cacahuete

1 taza pequeña de frutas

8 mitades de albaricoques secos

2 cucharadas de semillas de girasol

4 tostadas de trigo entero o grano entero marca Melba

1 pepino grande cortado en rodajas con 2 cucharadas de aderezo sin grasa

1 bola de helado (no más de ½ taza)

EJERCICIOS

- Día de descanso. Pero si le inspira hacer algo, hágalo, por favor. Cada minuto de ejercicios quema más calorías y le acerca más a su objetivo. Incluso puede practicar un deporte: que puede ser una manera divertida de quemar calorías sin sentir que está ejercitando.

SEMANA 4 DE SHRED, DÍA 7

COMIDA 1

- 1 taza de agua con limón. Sírvase 8 onzas de agua, ya sea caliente o fría. Tome medio limón y exprímalo directamente en el agua. Si desea, añada ½ cucharadita de azúcar. Mezcle bien y beba.
- Escoja una de las siguientes opciones; debe tener 200 calorías o menos:

  1 licuado de fruta

  1 batido de proteína

  1 batido de vegetales
- 1 pieza de fruta

MERIENDA 1

- 100 calorías o menos

COMIDA 2

- Escoja una de las siguientes opciones; debe tener 200 calorías o menos:

    1 batido de proteína

    1 batido de vegetales

    1 tazón de sopa (sin papa, crema o carne). Buenas opciones son: verduras, lentejas, garbanzos, guisantes partidos, frijoles negros, crema de tomate, etc. ¡Ojo con el contenido de sodio!

- Escoja una de las siguientes opciones de bebidas:

    1 lata de 12 onzas de gaseosa de dieta

    1 taza de limonada (preferiblemente recién exprimida)

    Toda el agua que quiera (con o sin gas)

    1 taza de agua con sabor

    1 taza de jugo (que *no* proceda de concentrado)

    1 taza de té helado sin azúcar o 2 tazas de cualquier otro tipo de té

    1 taza de leche de vaca baja en grasa o sin grasa, de leche de soya sin azúcar o de leche de almendras sin azúcar

MERIENDA 2

- 150 calorías o menos

COMIDA 3

- Escoja del grupo A *o* B. *No escoja* de ambos:

    Grupo A: Escoja una de las siguientes opciones:

    1 pieza de pollo (5 oz, sin piel, que no sea frito)

    1 pieza de pescado (5 oz, que no sea frito)

    1 pieza de pavo (5 oz, sin piel, que no sea frito)

    Su opción tendrá como acompañantes ½ taza de arroz integral y 1 porción de vegetales

    Grupo B: Puede comer ambas opciones:

    1 porción de lasaña (con o sin carne) de 4 pulgadas x 2 pulgadas x 1 pulgada de grosor

    1 porción de vegetales

- Escoja una de las siguientes opciones de bebidas, debe ser distinta a la que escogió para la comida 2:

  1 lata de 12 onzas de gaseosa de dieta

  1 taza de limonada (preferiblemente recién exprimida)

  Toda el agua que quiera (con o sin gas)

  1 taza de agua con sabor

  1 taza de jugo (que *no* proceda de concentrado)

  1 taza de té helado sin azúcar o 2 tazas de cualquier otro tipo de té

  1 taza de leche de vaca baja en grasa o sin grasa, de leche de soya sin azúcar o de leche de almendras sin azúcar

MERIENDA 3

- 100 calorías o menos

COMIDA 4

- Escoja una de las siguientes opciones; debe tener 200 calorías o menos:

  1 licuado de fruta

  1 batido de proteína

  1 tazón de sopa (sin papa o crema). Buenas opciones: pollo con fideos, verduras, lentejas, garbanzos, guisantes partidos, frijoles negros, crema de tomate, etc. ¡Ojo con el contenido de sodio!

- Escoja del grupo A *o* B. *No escoja* de ambos:

  Grupo A: Escoja una de las siguientes opciones:

  > 1 pieza de pollo (5 oz, sin piel, que no sea frito)

  > 1 pieza de pescado (5 oz, que no sea frito)

  > 1 pieza de pavo (5 oz, sin piel, que no sea frito)

  Su opción tendrá como acompañantes ½ taza de arroz integral y 1 porción de vegetales

  Grupo B: Puede comer ambas opciones:

  > 1 porción de lasaña (con o sin carne) de 4 pulgadas x 2 pulgadas x 1 pulgada de grosor

  > 1 porción de vegetales

- Escoja una de las siguientes opciones de bebidas, debe ser distinta a la que escogió para las comidas 2 y 3:

    1 lata de 12 onzas de gaseosa de dieta

    1 taza de limonada (preferiblemente recién exprimida)

    Toda el agua que quiera (con o sin gas)

    1 taza de agua con sabor

    1 taza de jugo (que *no* proceda de concentrado)

    1 taza de té helado sin azúcar o 2 tazas de cualquier otro tipo de té

    1 taza de leche de vaca baja en grasa o sin grasa, de leche de soya sin azúcar o de leche de almendras sin azúcar

EJERCICIOS

- Cantidad de ejercicios hoy: Mínimo 45 minutos. Divida en dos sesiones. La primera antes de las 12:00 PM; la segunda en cualquier momento después de las 2:00 PM. Si quiere hacer más ¡mucho mejor! ¡Esfuércese todo lo que pueda!

- Escoja una combinación de las opciones siguientes para cumplir con sus requisitos de ejercitación:

    15 minutos de trotar al aire libre

    15 minutos caminando/trotando en la estera

    15 minutos en el aparato elíptico

    15 minutos en bicicleta fija o móvil

    15 minutos de natación

    15 minutos en la escaladora

    Brincar la cuerda 225 veces

    20 minutos de intervalos en la estera

    15 minutos de Zumba

    15 minutos de *spinning*

    15 minutos de cualquier otro tipo de cardio de alta intensidad

    15 minutos en el aparato de remo

CAPÍTULO 7

Semana 5: Purificación

¡Bienvenido nuevamente! Le felicito por su ascenso. No sólo ha descendido a lo más profundo en la semana de Transformación, sino que ahora, tras el Ascenso, usted surgió más fuerte, con mayor tenacidad mental y mayor ligereza. Ahora que ya salió del pozo, es hora de Purificar su organismo para estar en comunión con el aire fresco que respira.

Casi todas las personas han escuchado hablar del concepto de desintoxicación o purificación. Si se hace correctamente, la desintoxicación no sólo puede ser una experiencia gratificante sino también algo excelente para su salud. Algunas purificaciones duran hasta treinta días, mientras que otras sólo unos cuantos. La purificación SHRED es de siete días, los suficientes para proporcionarle un nuevo comienzo, pero no tantos como para que se convierta en algo fatigoso y difícil de seguir.

Las cuatro semanas que acabamos de terminar contenían varios elementos purificadores como parte del régimen. Pero esta semana el esfuerzo es más concentrado: además de limpiar su organismo, perderá peso. El hígado es el órgano purificador más grande de nuestro cuerpo. Su principal función es la de descomponer las toxinas en el torrente sanguíneo para que puedan ser expulsadas. Durante la purificación SHRED deberá comer determinados alimentos y consumir ciertas bebidas que activan naturalmente las enzimas hepáticas, para perfeccionar el proceso de desintoxicación. Algunos programas que supuestamente desintoxican o purifican no son otra cosa que ayunos en los que se reduce enormemente lo que se come y las calorías que consume. Estos programas pueden ser peligrosos si no le suministran la cantidad adecuada de vitaminas, minerales y nutrientes que necesita para estar bien alimentado y operar a capacidad máxima. La purificación SHRED es una "desintoxicación en la que se come", o sea, que no pasará hambre, no carecerá de vitaminas o nutrientes, e ingerirá alimentos que purifican su organismo de forma natural.

Le anticipo que sentirá cómo su cuerpo realiza ajustes mientras que se purifica, así que no se sorprenda por ello. Sus vías gastrointestinales evacuarán mucho mejor, sus niveles de energía aumentarán, e incluso su piel tendrá una apariencia más sana (y hay quien dice que hasta adquiere un cierto brillo). Es realmente importante que cumpla el plan de esta semana lo más rigurosamente posible. Elegí los alimentos y bebidas de forma específica, por lo que le aconsejo que haga sustituciones sólo esporádicamente. Lea con atención las normativas de este capítulo pues tienen modificaciones significativas que deberá implementar. Abra su paladar y pruebe alimentos diferentes. Y recuerde: son sólo siete días. Ya descendió a las profundidades y sobrevivió. Ahora, puede hacer *cualquier cosa*, especialmente una simple *purificación*. ¡Crea! ¡¡Trabaje duro!! ¡¡¡Diviértase!!!

NORMATIVAS DE LA SEMANA 5 DE SHRED

▶ Pésese en la mañana antes de comenzar el programa y anote el resultado. No vuelva a pesarse durante el resto de la semana, espere hasta el mismo día de la semana siguiente, por la mañana. Pésese tal y como lo hizo al principio: si se pesó sin ropa inicialmente, vuelva a hacerlo; si se pesó con ropa puesta, vuelva a ponerse la misma ropa para pesarse por segunda vez. Use la misma báscula en ambas ocasiones. *No use* una báscula diferente, pues puede haber existir una diferencia de hasta varias libras entre distintos modelos de básculas.

NUEVO PARA ESTA SEMANA

1. Debe seguir tomando agua con limón cada mañana, sólo que ahora deberá agregarle semillas linaza molida o aceite de linaza.

2. También debe beber 1 taza de té de hibisco cada día. Si compra el té de hibisco ya hecho, asegúrese de que es 100% natural.

3. Debe tomar además 1 taza de jugo de arándano 100% natural cada día. Puede diluir el jugo de arándano con agua para reducir el sabor amargo.

4. El alcohol está prohibido esta semana. Podrá tomar bebidas alcohólicas nuevamente después que pasen estos siete días, pero durante esta semana tiene que darle a su hígado un descanso del alcohol.

5. En semanas anteriores tuvo la flexibilidad de escoger las meriendas que más le convenían ajustándose a las normativas de calorías. Esta semana deberá escoger las meriendas de la lista indicada. Son meriendas específicas para ayudar a la purificación e incrementar la energía. Manténgase abierto a experimentar con cosas que quizá no haya probado anteriormente.

6. Esta semana, los batidos y licuados son diferentes. Algunos sólo tendrán 200 calorías mientras que otros contarán con algunas más. Preste atención a las normativas específicas para cada comida. Si es posible, evite azúcares adicionales en los productos que compre.

7. Cuando cocine o compre sus sopas, recuerde que algunas sólo tendrán 200 calorías mientras que otras podrían tener más. Preste atención a las normativas específicas para cada comida. Asegúrese de que tengan un bajo porcentaje de sodio (sal); es decir, que el renglón donde se lee "sodio" o "Na+" en la etiqueta no tenga más de 480 mg por porción. Trate de consumir alimentos elaborados con sal de mar, pues tiene el mismo sabor pero un menor contenido de sodio.

▶ Usted deberá comer algo cada 3 a 4 horas aunque no tenga apetito, pero *no* exagere. Coma hasta que no tenga hambre, pero *nunca hasta sentirse lleno.* Si necesita comer menos de lo recomendado, pues adelante, eso será mucho mejor. Cambiar comidas está permitido, pero trate de hacerlo lo más esporádicamente posible. Por ejemplo, si sabe que lo establecido en la comida 3 es más fácil de conseguir que lo que dicta la comida 2, haga el cambio. Ver con anticipación las comidas del día es importante, pues así se preparará mejor para lo que vendrá.

▶ Debe hacer algún tipo de ejercicio cardiovascular (también conocidos como "cardio") durante cinco de cada siete días. Preste atención a las normativas establecidas para ese día. Si tiene que ejercitar en días diferentes que los señalados, proceda, siempre y cuando haga cinco días de actividad física cardiovascular en un período de siete días.

▶ Si no come carne, haga las sustituciones apropiadas con pescado o vegetales.

▶ Las sopas se pueden consumir con 2 galletas saladas si así lo desea.

▶ Las comidas líquidas se deben consumir con 1 pieza de fruta *o* 1 porción de vegetales.

▶ Debe beber 1 taza de agua antes de la comida y 1 taza de agua durante la comida. Puede añadirle lima o limón al agua y también puede beber agua con gas.

▶ Está permitido beber café, pero sólo 1 taza pequeña por día. Evite las variantes "creativas" del café rebosantes de calorías. Su café no debe contener más de 50 calorías.

▶ No debe hacer ninguna comida 90 minutos antes de irse a dormir.

▶ Si desea, puede hacer una merienda de 100 calorías antes de irse a la cama.

▶ Seleccione inteligentemente sus opciones de merienda. Evite los *chips*, las rosquillas y los caramelos. Aunque puede comerlos de cuando en cuando, no lo haga a menudo. Si debe comer algo similar a esos productos, hágalo solamente en una de sus meriendas del día y opte por algo más saludable en las otras meriendas.

▶ Si no lo desea, no es necesario que consuma todos los alimentos del menú del día. Pero no "salte" comidas, no coma el doble y no se pase de las normativas de alimentación en lo tocante a tamaño y volumen.

▶ Aunque están permitidos los condimentos como el *ketchup*, la mayonesa y la mostaza, no debe consumir más de una cucharadita en cada comida. Y lo mismo aplica a la salsa de soya.

▶ En cuanto a las especias, no hay límite.

▶ Si bien es preferible comer siempre frutas frescas, están permitidas sus versiones enlatadas y congeladas. Sólo asegúrese de que vienen en agua y no tienen azúcares añadidas.

▶ También están permitidos los vegetales enlatados y congelados, pero esté atento al contenido de sodio.

▶ En lo que a bebidas se refiere, puede tener tanta agua al día como prefiera. A continuación, otras normativas al respecto:

Cero gaseosas regulares

1 lata de 12 onzas de gaseosa de dieta por día

Están permitidas las aguas con sabor, pero deben tener menos de 60 calorías

Bebidas deportivas: 1 botella por día, pero con menos de 60 calorías

Nada de alcohol

La programación de los horarios de comidas es vital para el éxito de este plan. Al principio podría resultarle difícil, pero planifique con antelación y haga lo más que pueda. No es aconsejable "saltar" comidas; aunque sólo coma una pequeña porción, trate de comer algo a su hora. Un ejemplo de los horarios de un día en la fase de Purificación pudieran lucir como la tabla que se encuentra abajo, pero para cada uno de los días, el orden de comidas y meriendas es tanto intencional como crítico. Además, como algunos días incluyen una cuarta merienda adicional, es bueno que siga atentamente las instrucciones de cada día:

8:30 AM	10:00 AM	11:30 AM	1:00 PM	3:30 PM	7:00 PM	8:30 PM
Comida 1	Merienda 1	Comida 2	Merienda 2	Comida 3	Comida 4	Merienda 3

SEMANA 5 DE SHRED, DÍA 1

COMIDA 1

- 1 taza de agua con limón. Sírvase 8 onzas de agua, ya sea caliente o fría. Tome medio limón y exprímalo directamente en el agua. Añada 2 cucharadas de semillas de linaza molidas o de aceite de linaza. Mezcle bien y beba.

- 1 pieza de fruta. Ésta puede ser 1 banana, 1 manzana, 1 pera, etc. También puede ser ½ taza de frambuesas, arándanos azules, moras o fresas

- Escoja uno de los siguientes:

    1 tazón pequeño de avena (1½ tazas de avena cocinada)

    2 claras de huevo *o* una tortilla de 1 clara con vegetales en cuadritos (hecho con 2 claras como máximo)

    1 tazón pequeño de cereal sin azúcar con leche de vaca descremada sin grasa o con 1% de grasa

- ½ taza de jugo natural que *no* proceda de concentrado (toronja, manzana, jugo de naranja, tomate, zanahoria)

MERIENDA 1

- 100 calorías o menos

COMIDA 2

- 1 taza de té de hibisco (puede ser frío o caliente)

- 1 ensalada grande de varias lechugas (con 3 cucharadas máximo de aderezo sin grasa, sin trocitos de tocino o crutones)

- Además del té, puede escoger una de las siguientes opciones de bebidas:

    1 taza de limonada (preferiblemente recién exprimida)

    Toda el agua que quiera (con o sin gas)

    1 taza de agua con sabor

1 taza de jugo (que *no* proceda de concentrado)

1 taza de té helado sin azúcar

1 taza de leche de vaca baja en grasa o sin grasa, de leche de soya sin azúcar o de leche de almendras sin azúcar

MERIENDA 2

- 100 calorías o menos

COMIDA 3

- 1 taza de jugo de arándano 100% natural (que *no* proceda de concentrado y *no* tenga aditivos); agregue un poco de agua para reducir el sabor amargo

- 1 sándwich de pollo o pavo en pan 100% de trigo entero o 100% de grano entero; lechuga, tomate, 1 lasca de queso y 1 cucharada de mostaza o mayonesa si así lo desea. (Siempre puede sustituir una comida con una ensalada mediana; pero recuerde que debe ser con 3 cucharadas máximo de aderezo sin grasa, sin trocitos de tocino o crutones)

- 1 porción de vegetales; *deben* ser de esta lista:
    Brócoli
    Coliflor
    Col de Bruselas
    Repollo
    Col rizada
    Pimientos
    Berenjena

- Además del jugo de arándano, puede escoger una de las siguientes opciones de bebidas:
    1 taza de limonada (preferiblemente recién exprimida)
    Toda el agua que quiera (con o sin gas)
    1 taza de agua con sabor
    1 taza de jugo (que *no* proceda de concentrado)
    1 taza de té helado sin azúcar
    1 taza de leche de vaca baja en grasa o sin grasa, de leche de soya sin azúcar o de leche de almendras sin azúcar

COMIDA 4

- Escoja una opción del Grupo A y una del Grupo B:

    Grupo A:

    > 1 tazón pequeño de pasta con salsa marinara (*cero* salsas con crema)
    >
    > 1 hamburguesa con o sin queso (3½ pulgadas de diámetro, ½ pulgada de grosor)
    >
    > 1 tazón de sopa (sin papa o crema). Buenas opciones son: pollo con fideos, verduras, lentejas, garbanzos, guisantes partidos, frijoles negros, crema de tomate, etc. ¡Ojo con el contenido de sodio!
    >
    > 1 pieza de pavo (5 oz, sin piel, que no sea frito)
    >
    > 1 pieza de pollo (5 oz, sin piel, que no sea frito)
    >
    > 1 pieza de pescado (5 oz, que no sea frito)

    Grupo B:

    > 1 porción de vegetales
    >
    > Ensalada pequeña de varias lechugas
    >
    > Escoja una de las siguientes opciones de bebidas:
    >
    > 1 taza de limonada (preferiblemente recién exprimida)
    >
    > Toda el agua que quiera (con o sin gas)
    >
    > 1 taza de agua con sabor
    >
    > 1 taza de jugo (que no proceda de concentrado)
    >
    > 1 taza de té helado sin azúcar

MERIENDA 3

- 100 calorías o menos

EJERCICIOS

- Cantidad de ejercicios hoy: Mínimo 30 minutos. Si quiere hacer más ¡mucho mejor! ¡Esfuércese todo lo que pueda!

- El propósito de estos ejercicios es hacerle esforzarse en un breve período de tiempo. El tiempo equivale al marco de duración en el que espero que haga los ejercicios. Muchas personas pasan mucho tiempo en el gimnasio hablando y haciendo otras cosas que nada tienen que ver con el verdadero objetivo de acudir a un gimnasio. El reloj no comenzará a andar hasta que esté en movimiento y se detendrá cuando usted lo haga. Para obtener mejores resultados sin perder tiempo es importante que se mantenga enfocado y eficiente. Haga estos ejercicios a niveles moderados de intensidad. Para que sean efectivos y ejerzan un impacto en su quema de calorías y metabolismo, tiene que elevar su ritmo cardiaco. No necesita ir a un gimnasio para hacer estos ejercicios, puede hacer una gran rutina en su propia casa. Trate de escoger una rutina diferente a la última que hizo. A continuación, le propongo algunos ejercicios de intervalos de 15 minutos que debería probar. Si el programa le pide una ejercitación de 45 minutos, haga 15 minutos en la estera, 15 minutos en la bicicleta y 15 minutos en la escaladora. De usted depende su división, pero tenga en cuenta que cambiar su rutina es generalmente más ventajoso que hacer los mismos ejercicios durante toda la sesión.

- Escoja una combinación de las opciones siguientes para cumplir con sus requisitos de ejercitación:
    15 minutos de trotar al aire libre
    15 minutos caminando/trotando en la estera
    15 minutos en el aparato elíptico
    15 minutos en bicicleta fija o móvil
    15 minutos de natación
    15 minutos en la escaladora
    Brincar la cuerda 225 veces
    20 minutos de intervalos en la estera
    15 minutos de Zumba
    15 minutos de *spinning*
    15 minutos de cualquier otro tipo de cardio de alta intensidad
    15 minutos en el aparato de remo

SEMANA 5 DE SHRED, DÍA 2

COMIDA 1

- 1 taza de agua con limón. Sírvase 8 onzas de agua, ya sea caliente o fría. Tome medio limón y exprímalo directamente en el agua. Añada 2 cucharadas de semillas de linaza molidas o de aceite de linaza. Mezcle bien y beba.

- Escoja una de las siguientes opciones; no debe exceder 250 calorías:

    1 licuado de fruta

    1 licuado "Máquina de Potencia Verde" (vea receta en el capítulo 10)

    1 licuado de vegetales (puede usar los vegetales que desee)

- 1 pieza de fruta

MERIENDA 1

- Escoja una de las opciones siguientes:

    14 almendras crudas

    ½ pepino cortado en rodajas con 2 cucharadas de *hummus*

    8 zanahorias *baby* con 2 cucharadas de *hummus*

    1 tallo de apio cortado en rodajas con 2 cucharadas de *hummus*

COMIDA 2

- 1 taza de jugo de arándano 100% natural (que no proceda de concentrado y no tenga aditivos); agregue un poco de agua para reducir el sabor amargo

- Escoja una de las siguientes opciones:

    3 porciones de vegetales. (Recuerde, una porción equivale al puño de una persona promedio). Uno de los vegetales debe ser de hoja verde oscuro, por ejemplo espinaca, col rizada, lechuga romana, lechuga rizada, hojas de mostaza, repollo, achicoria o acelga

    1 ensalada grande de varias lechugas (sin crutones o trocitos de tocino; permitidas 4 cucharadas de aderezo sin grasa o bajo en grasa)

    1 taza de arroz integral o quínoa con ½ taza de frijoles

- Además del jugo de arándano, puede escoger una de las siguientes opciones de bebidas:

  1 taza de limonada (preferiblemente recién exprimida)

  Toda el agua que quiera (con o sin gas)

  1 taza de agua con sabor

  1 taza de jugo (que *no* proceda de concentrado)

  1 taza de té helado sin azúcar

MERIENDA 2

- 150 calorías o menos

COMIDA 3

- 1 taza de té de hibisco (puede ser frío o caliente)
- Escoja una de las siguientes opciones; debe ser diferente a la que eligió para la comida 2:

  1 ensalada grande de varias lechugas (sin crutones o trocitos de tocino; permitidas 4 cucharadas de aderezo sin grasa o bajo en grasa)

  1 licuado de fruta (200 calorías o menos)

  1 batido de proteína (200 calorías o menos)

- Además del té, puede escoger una de las siguientes opciones de bebidas:

  1 lata de 12 onzas de gaseosa de dieta

  1 taza de limonada (preferiblemente recién exprimida)

  Toda el agua que quiera (con o sin gas)

  1 taza de agua con sabor

  1 taza de jugo (que *no* proceda de concentrado)

  1 taza de té helado sin azúcar

MERIENDA 3

- Escoja una de las opciones siguientes:

  1 manzana

  1 pera

  Chips de col rizada (vea receta en capítulo 9)

1½ taza de jugo de vegetales (que *no* sea de concentrado)

4 galletas de arroz inflado sin sal y sin gluten con 3 cucharadas de guacamole

COMIDA 4

- Escoja una de las siguientes opciones; debe ser diferente a la que eligió para la comida 3:

    3 porciones de vegetales (Recuerde que una porción es aproximadamente del tamaño del puño de una persona promedio)

    1 ensalada grande de varias lechugas (sin crutones o trocitos de tocino; permitidas 4 cucharadas de aderezo sin grasa o bajo en grasa)

    1 hamburguesa de vegetales (3½ pulgadas de diámetro, ½ pulgada de grosor)

    1 tazón de sopa (200 calorías o menos; sin papa o crema). Buenas opciones: pollo con fideos, verduras, lentejas, garbanzos, guisantes partidos, frijoles negros, crema de tomate, etc. ¡Ojo con el contenido de sodio!

- Si escogió el batido de proteína o la sopa, debe consumir 1 porción de vegetales

- Escoja una de las siguientes opciones de bebidas:

    1 taza de limonada (preferiblemente recién exprimida)

    Toda el agua que quiera (con o sin gas)

    1 taza de agua con sabor

    1 taza de jugo (que *no* proceda de concentrado)

    1 taza de té helado sin azúcar

EJERCICIOS

- Cantidad de ejercicios hoy: Mínimo 45 minutos. Si quiere hacer más ¡mucho mejor! ¡Esfuércese todo lo que pueda!

- Escoja una combinación de las opciones siguientes para cumplir con sus requisitos de ejercitación:

    15 minutos de trotar al aire libre

    15 minutos caminando/trotando en la estera

    15 minutos en el aparato elíptico

15 minutos en bicicleta fija o móvil

15 minutos de natación

15 minutos en la escaladora

Brincar la cuerda 225 veces

20 minutos de intervalos en la estera

15 minutos de Zumba

15 minutos de *spinning*

15 minutos de cualquier otro tipo de cardio de alta intensidad

15 minutos en el aparato de remo

SEMANA 5 DE SHRED, DÍA 3

COMIDA 1

- 1 taza de agua con limón. Sírvase 8 onzas de agua, ya sea caliente o fría. Tome medio limón y exprímalo directamente en el agua. Añada 2 cucharadas de semillas de linaza molidas o de aceite de linaza. Mezcle bien y beba.

- 1 pieza de fruta. Ésta puede ser 1 banana, 1 manzana, 1 pera, etc. También puede ser ½ taza de frambuesas, arándanos azules, moras o fresas.

- Escoja una de las siguientes opciones. Su porción debe equivaler a 1 taza cocinada, aproximadamente:

  1 tazón pequeño de avena

  1 tazón pequeño de crema de trigo

  1 tazón pequeño de sémola de maíz

- 1 taza de jugo natural que *no* proceda de concentrado (toronja, manzana, naranja, tomate, zanahoria, etc.)

MERIENDA 1

- Escoja una de las opciones siguientes:

  Mezcla de frutas secas y nueces (½ taza de nueces crudas con semillas de girasol o calabaza y frutas secas)

2 dátiles rellenos con almendras (quíteles la semilla y sustitúyala con unas cuantas almendras)

½ taza de pasas, nueces crudas y una pizca de sal de mar (mezcle todo)

3 rodajas de tomate y albahaca fresca con un chorrito de aceite de oliva

½ pepino cortado en rodajas con un poco de sal de mar, aderezado con una vinagreta sin grasa

1 taza de puré de manzana sin azúcar

10 cerezas mezcladas con un puñado de nueces (anacardos, almendras o nueces)

8 zanahorias *baby* con 2 cucharadas de *hummus*

"Hormigas sobre un tronco" (2 tallos de apio con 1 cucharada de mantequilla de nuez cruda y 1 cucharada de pasas orgánicas)

1 pieza de fruta mediana

Ensalada pequeña de remolacha

1 taza de jugo de remolacha

COMIDA 2

- Escoja una de las siguientes opciones; debe tener 200 calorías o menos:

    1 licuado de fruta

    1 batido de proteína

    1 tazón de sopa (sin papa o crema). Buenas opciones son: pollo con fideos, verduras, lentejas, garbanzos, guisantes partidos, frijoles negros, crema de tomate, etc. ¡Ojo con el contenido de sodio!

- 1 pieza de fruta *o* 1 porción de vegetales

- Escoja una de las siguientes opciones de bebidas:

    1 lata de 12 onzas de gaseosa de dieta

    1 taza de limonada (preferiblemente recién exprimida)

    Toda el agua que quiera (con o sin gas)

    1 taza de agua con sabor

    1 taza de jugo (que *no* proceda de concentrado)

    1 taza de té helado sin azúcar

MERIENDA 2

- Escoja una de las siguientes opciones:

  Mezcla de frutas secas y nueces (½ taza de nueces crudas con semillas de girasol o calabaza y frutas secas)

  2 dátiles rellenos con almendras (quíteles la semilla y sustitúyala con unas cuantas almendras)

  ½ taza de pasas, nueces crudas y una pizca de sal de mar (mezcle todo)

  3 rodajas de tomate y albahaca fresca con un chorrito de aceite de oliva

  ½ pepino cortado en rodajas con un poco de sal de mar, aderezado con una vinagreta sin grasa

  1 taza de puré de manzana sin azúcar

  10 cerezas mezcladas con un puñado de nueces (anacardos, almendras o nueces)

  8 zanahorias *baby* con 2 cucharadas de *hummus*

  "Hormigas sobre un tronco" (2 tallos de apio con 1 cucharada de mantequilla de nuez cruda y 1 cucharada de pasas orgánicas)

  1 pieza de fruta mediana

  Ensalada pequeña de remolacha

  1 taza de jugo de remolacha

COMIDA 3

- Escoja una de las siguientes opciones; no debe exceder las 250 calorías. De ser posible, escoja algo diferente a lo que eligió para la comida 2. No tiene que hacerlo, pero inténtelo:

  1 batido de leche

  1 licuado de fruta

  1 batido de proteína

  1 batido de vegetales (puede utilizar cualquier vegetal que desee)

  1 tazón de sopa (sin papa o crema). Algunas buenas opciones: pollo con fideos, verduras, lentejas, garbanzos, guisantes partidos, frijoles negros, crema de tomate, etc. ¡Ojo con el contenido de sodio!

- Escoja una de las siguientes opciones de bebidas, debe ser distinta a la que escogió para la comida 2:

1 lata de 12 onzas de gaseosa de dieta

1 taza de limonada (preferiblemente recién exprimida)

Toda el agua que quiera (con o sin gas)

1 taza de agua con sabor

1 taza de jugo (que *no* proceda de concentrado)

1 taza de té helado sin azúcar

MERIENDA 3

- Escoja una de las siguientes opciones:

Mezcla de frutas secas y nueces (½ taza de nueces crudas con semillas de girasol o calabaza y frutas secas)

2 dátiles rellenos con almendras (quíteles la semilla y sustitúyala con unas cuantas almendras)

½ taza de pasas, nueces crudas y una pizca de sal de mar (mezcle todo)

3 rodajas de tomate y albahaca fresca con un chorrito de aceite de oliva

½ pepino cortado en rodajas con un poco de sal de mar, aderezado con una vinagreta sin grasa

1 taza de puré de manzana sin azúcar

10 cerezas mezcladas con un puñado de nueces (anacardos, almendras o nueces)

8 zanahorias *baby* con 2 cucharadas de *hummus*

"Hormigas sobre un tronco" (2 tallos de apio con 1 cucharada de mantequilla de nuez cruda y 1 cucharada de pasas orgánicas)

1 pieza de fruta mediana

Ensalada pequeña de remolacha

1 taza de jugo de remolacha

COMIDA 4

- Escoja del grupo A *o* B. *No escoja* de ambos:

Grupo A: Escoja una de las siguientes opciones:

1 pieza de pollo (5 oz, sin piel, que no sea frito)

1 pieza de pescado (5 oz, que no sea frito)

1 pieza de pavo (5 oz, sin piel, que no sea frito)

Su opción tendrá como acompañantes ½ taza de arroz integral y 1 porción de vegetales

Grupo B: Puede comer ambas opciones:

> 1 porción de lasaña (con o sin carne) de 4 pulgadas x 2 pulgadas x 1 pulgada de grosor
>
> 1 porción de vegetales

- Escoja una de las siguientes opciones de bebidas, debe ser distinta a la que escogió para las comidas 2 y 3:

> 1 taza de limonada (preferiblemente recién exprimida)
>
> Toda el agua que quiera (con o sin gas)
>
> 1 taza de agua con sabor
>
> 1 taza de jugo (que *no* proceda de concentrado)
>
> 1 taza de té helado sin azúcar

EJERCICIOS

- Día de descanso. Pero si le inspira hacer algo, hágalo, por favor. Cada minuto de ejercicios quema más calorías y le acerca más a su objetivo. Incluso puede practicar un deporte: que puede ser una manera divertida de quemar calorías sin sentir que está ejercitando.

SEMANA 5 DE SHRED, DÍA 4

COMIDA 1

- 1 taza de agua con limón. Sírvase 8 onzas de agua, ya sea caliente o fría. Tome medio limón y exprímalo directamente en el agua. Añada 2 cucharadas de semillas de linaza molidas o de aceite de linaza. Mezcle bien y beba.

- 1 taza de frambuesas, fresas rebanadas, arándanos azules o moras

- Escoja una de las siguientes opciones. Su opción debe tener 200 calorías o menos y ningún tipo de azúcar adicional:

1 licuado de fruta

1 batido de proteína

MERIENDA 1

- Escoja una de las siguientes opciones:

Mezcla de frutas secas y nueces (½ taza de nueces crudas con semillas de girasol o calabaza y frutas secas)

2 dátiles rellenos con almendras (quíteles la semilla y sustitúyala con unas cuantas almendras)

½ taza de pasas, nueces crudas y una pizca de sal de mar (mezcle todo)

3 rodajas de tomate y albahaca fresca con un chorrito de aceite de oliva

½ pepino en rodajas con una pizca de sal de mar y con aderezo sin grasa

1 taza de puré de manzana sin azúcar

10 cerezas mezcladas con un puñado de nueces (anacardos, almendras o nueces)

8 zanahorias *baby* con 2 cucharadas de *hummus*

"Hormigas sobre un tronco" (2 tallos de apio con 1 cucharada de mantequilla de nuez cruda y 1 cucharada de pasas orgánicas)

1 pieza de fruta mediana

Ensalada pequeña de remolacha

1 taza de jugo de remolacha

20 almendras

1 taza pequeña de frutas

8 mitades de albaricoques secos

2 cucharadas de semillas de girasol

4 tostadas de trigo entero o grano entero marca Melba

COMIDA 2

- 1 taza de té de hibisco (puede ser frío o caliente)
- Escoja uno de los siguientes:

3 porciones de vegetales (Recuerde que una porción es aproximadamente del tamaño del puño de una persona promedio)

1 ensalada grande de varias lechugas (sin crutones o trocitos de tocino; permitidas 4 cucharadas de aderezo sin grasa o bajo en grasa)

1 batido de proteína (200 calorías o menos)

1 tazón de sopa (200 calorías o menos; sin papa o crema). Algunas buenas opciones: pollo con fideos, verduras, lentejas, garbanzos, guisantes partidos, frijoles negros, crema de tomate, etc. ¡Ojo con el contenido de sodio!

- Si escogió el batido de proteína o la sopa, debe consumir 1 porción de vegetales
- Además del té, puede escoger una de las siguientes opciones de bebidas:

  1 lata de 12 onzas de gaseosa de dieta

  1 taza de limonada (preferiblemente recién exprimida)

  Toda el agua que quiera (con o sin gas)

  1 taza de agua con sabor

  1 taza de jugo (que *no* proceda de concentrado)

  1 taza de té helado sin azúcar

  1 taza de leche de vaca baja en grasa o sin grasa, de leche de soya sin azúcar o de leche de almendras sin azúcar

MERIENDA 2

- Escoja una de las siguientes opciones:

  Mezcla de frutas secas y nueces (½ taza de nueces crudas con semillas de girasol o calabaza y frutas secas)

  2 dátiles rellenos con almendras (quíteles la semilla y sustitúyala con unas cuantas almendras)

  ½ taza de pasas, nueces crudas y una pizca de sal de mar (mezcle todo)

  3 rodajas de tomate y albahaca fresca con un chorrito de aceite de oliva

  ½ pepino cortado en rodajas con un poco de sal de mar, aderezado con una vinagreta sin grasa

  1 taza de puré de manzana sin azúcar

  10 cerezas mezcladas con un puñado de nueces (anacardos, almendras o nueces)

8 zanahorias *baby* con 2 cucharadas de *hummus*

"Hormigas sobre un tronco" (2 tallos de apio con 1 cucharada de mantequilla de nuez cruda y 1 cucharada de pasas orgánicas)

1 pieza de fruta mediana

Ensalada pequeña de remolacha

1 taza de jugo de remolacha

20 almendras

1 taza pequeña de frutas

8 mitades de albaricoques secos

2 cucharadas de semillas de girasol

4 tostadas de trigo entero o grano entero marca Melba

COMIDA 3

- 1 taza de jugo de arándano 100% natural (que *no* proceda de concentrado y no tenga aditivos); agregue un poco de agua para reducir el sabor amargo

- Escoja de la lista siguiente:

    1 hamburguesa de vegetales (3½ pulgadas de diámetro, ½ pulgada de grosor)

    1 pieza de carne de res magra (5 oz, que no sea frita)

    1 pieza de pollo (5 oz, sin piel, que no sea frito)

    1 pieza de pescado (5 oz, que no sea frito)

    1 pieza de pavo (5 oz, sin piel, que no sea frito)

    1 taza de espagueti con albóndigas

- 1 porción de vegetales

- Media batata asada (sin crema batida u otro tipo de aderezo; puede añadirle 1 cucharadita de mantequilla) *o* ½ taza de arroz (preferiblemente integral, pero puede ser blanco si lo desea)

- Además del jugo de arándano, puede escoger una de las siguientes opciones de bebidas:

    1 taza de limonada (preferiblemente recién exprimida)

    Toda el agua que quiera (con o sin gas)

    1 taza de agua con sabor

1 taza de jugo (que no proceda de concentrado)

1 taza de té helado sin azúcar

1 taza de leche de vaca baja en grasa o sin grasa, de leche de soya sin azúcar o de leche de almendras sin azúcar

MERIENDA 3

- Escoja una de las siguientes opciones:

  Mezcla de frutas secas y nueces (½ taza de nueces crudas con semillas de girasol o calabaza y frutas secas)

  2 dátiles rellenos con almendras (quíteles la semilla y sustitúyala con unas cuantas almendras)

  ½ taza de pasas, nueces crudas y una pizca de sal de mar (mezcle todo)

  3 rodajas de tomate y albahaca fresca con un chorrito de aceite de oliva

  ½ pepino cortado en rodajas con un poco de sal de mar, aderezado con una vinagreta sin grasa

  1 taza de puré de manzana sin azúcar

  10 cerezas mezcladas con un puñado de nueces (anacardos, almendras o nueces)

  8 zanahorias *baby* con 2 cucharadas de *hummus*

  "Hormigas sobre un tronco" (2 tallos de apio con 1 cucharada de mantequilla de nuez cruda y 1 cucharada de pasas orgánicas)

  1 pieza de fruta mediana

  Ensalada pequeña de remolacha

  1 taza de jugo de remolacha

  20 almendras

  1 taza pequeña de frutas

  8 mitades de albaricoques secos

  2 cucharadas de semillas de girasol

  4 tostadas de trigo entero o grano entero marca Melba

COMIDA 4

- Escoja una de las siguientes. Sea cual sea su opción, debe tener 200 calorías o menos y no puede tener azúcar adicional:

1 licuado de fruta

1 batido de proteína

1 licuado de vegetales

- 1 taza de frijoles u otras legumbres (los frijoles que no sean en salsa de tomate con especias y endulzados)

- Escoja una de las siguientes opciones de bebidas:

  1 taza de limonada (preferiblemente recién exprimida)

  Toda el agua que quiera (con o sin gas)

  1 taza de agua con sabor

  1 taza de jugo (que *no* proceda de concentrado)

  1 taza de té helado sin azúcar

  1 taza de leche de vaca baja en grasa o sin grasa, de leche de soya sin azúcar o de leche de almendras sin azúcar

EJERCICIOS

- Cantidad de ejercicios hoy: Mínimo 45 minutos. Si quiere hacer más ¡mucho mejor! ¡Esfuércese todo lo que pueda!

- Escoja una combinación de las opciones siguientes para cumplir con sus requisitos de ejercitación:

  15 minutos de trotar al aire libre

  15 minutos caminando/trotando en la estera

  15 minutos en el aparato elíptico

  15 minutos en bicicleta fija o móvil

  15 minutos de natación

  15 minutos en la escaladora

  Brincar la cuerda 225 veces

  20 minutos de intervalos en la estera

  15 minutos de Zumba

  15 minutos de *spinning*

  15 minutos de cualquier otro tipo de cardio de alta intensidad

  15 minutos en el aparato de remo

SEMANA 5 DE SHRED, DÍA 5

COMIDA 1

- 1 taza de agua con limón. Sírvase 8 onzas de agua, ya sea caliente o fría. Tome medio limón y exprímalo directamente en el agua. Añada 2 cucharadas de semillas de linaza molidas o de aceite de linaza. Mezcle bien y beba.

- Escoja una de las siguientes. Sea cual sea su opción, debe tener 200 calorías o menos y no puede tener azúcar adicional:

  1 licuado de fruta

  1 batido de proteína

  1 batido de vegetales

MERIENDA 1

- Escoja una de las siguientes opciones:

  Mezcla de frutas secas y nueces (½ taza de nueces crudas con semillas de girasol o calabaza y frutas secas)

  2 dátiles rellenos con almendras (quíteles la semilla y sustitúyala con unas cuantas almendras)

  ½ taza de pasas, nueces crudas y una pizca de sal de mar (mezcle todo)

  3 rodajas de tomate y albahaca fresca con un chorrito de aceite de oliva

  ½ pepino cortado en rodajas con un poco de sal de mar, aderezado con una vinagreta sin grasa

  1 taza de puré de manzana sin azúcar

  10 cerezas mezcladas con un puñado de nueces (anacardos, almendras o nueces)

  8 zanahorias *baby* con 2 cucharadas de *hummus*

  "Hormigas sobre un tronco" (2 tallos de apio con 1 cucharada de mantequilla de nuez cruda y 1 cucharada de pasas orgánicas)

  1 pieza de fruta mediana

Ensalada pequeña de remolacha

1 taza de jugo de remolacha

20 almendras

1 taza pequeña de frutas

8 mitades de albaricoques secos

2 cucharadas de semillas de girasol

4 tostadas de trigo entero o grano entero marca Melba

COMIDA 2

- 1 taza de jugo de arándano 100% natural (que *no* proceda de concentrado y *no* tenga aditivos); agregue un poco de agua para reducir el sabor amargo

- Escoja uno de los siguientes:

    2 "deditos" de pollo

    Pollo salteado (1 taza)

    1 pieza de pescado (5 oz, que no sea frito)

    6 camarones jumbo (con 2 cucharadas de salsa para cóctel)

    1 taza de pasta (cero salsas con crema)

    3 porciones de vegetales

- 1 porción de vegetales si no escogió los de arriba.

- Además del jugo de arándano, puede escoger una de las siguientes opciones de bebidas:

    1 taza de limonada (preferiblemente recién exprimida)

    Toda el agua que quiera (con o sin gas)

    1 taza de agua con sabor

    1 taza de jugo (que *no* proceda de concentrado)

    1 taza de té helado sin azúcar o 2 tazas de cualquier otro té

    1 taza de leche de vaca baja en grasa o sin grasa, de leche de soya sin azúcar o de leche de almendras sin azúcar

MERIENDA 2

- Escoja una de las siguientes:

    Mezcla de frutas secas y nueces (½ taza de nueces crudas con semillas de girasol o calabaza y frutas secas)

2 dátiles rellenos con almendras (quíteles la semilla y sustitúyala con unas cuantas almendras)

½ taza de pasas, nueces crudas y una pizca de sal de mar (mezcle todo)

3 rodajas de tomate y albahaca fresca con un chorrito de aceite de oliva

½ pepino cortado en rodajas con un poco de sal de mar, aderezado con una vinagreta sin grasa

1 taza de puré de manzana sin azúcar

10 cerezas mezcladas con un puñado de nueces (anacardos, almendras o nueces)

8 zanahorias *baby* con 2 cucharadas de *hummus*

"Hormigas sobre un tronco" (2 tallos de apio con 1 cucharada de mantequilla de nuez cruda y 1 cucharada de pasas orgánicas)

1 pieza de fruta mediana

Ensalada pequeña de remolacha

1 taza de jugo de remolacha

20 almendras

1 taza pequeña de frutas

8 mitades de albaricoques secos

2 cucharadas de semillas de girasol

4 tostadas de trigo entero o grano entero marca Melba

COMIDA 3

- 1 taza de té de hibisco (puede ser frío o caliente)
- Escoja una de las siguientes. Sea cual sea su opción, debe tener 200 calorías o menos y no puede tener azúcar adicional:
    - 1 licuado de fruta
    - 1 batido de proteína
    - 1 batido de vegetales
- 1 porción de vegetales
- Además del té, puede escoger una de las siguientes opciones de bebidas:

1 taza de limonada (preferiblemente recién exprimida)

Toda el agua que quiera (con o sin gas)

1 taza de agua con sabor

1 taza de jugo (que *no* proceda de concentrado)

1 taza de té helado sin azúcar o 2 tazas de cualquier tipo de té

1 taza de leche de vaca baja en grasa o sin grasa, de leche de soya sin azúcar o de leche de almendras sin azúcar

MERIENDA 3

* Escoja una de las siguientes:

    Mezcla de frutas secas y nueces (½ taza de nueces crudas con semillas de girasol o calabaza y frutas secas)

    2 dátiles rellenos con almendras (quíteles la semilla y sustitúyala con unas cuantas almendras)

    ½ taza de pasas, nueces crudas y una pizca de sal de mar (mezcle todo)

    3 rodajas de tomate y albahaca fresca con un chorrito de aceite de oliva

    ½ pepino cortado en rodajas con un poco de sal de mar, aderezado con una vinagreta sin grasa

    1 taza de puré de manzana sin azúcar

    10 cerezas mezcladas con un puñado de nueces (anacardos, almendras o nueces)

    8 zanahorias *baby* con 2 cucharadas de *hummus*

    "Hormigas sobre un tronco" (2 tallos de apio con 1 cucharada de mantequilla de nuez cruda y 1 cucharada de pasas orgánicas)

    1 pieza de fruta mediana

    Ensalada pequeña de remolacha

    1 taza de jugo de remolacha

    20 almendras

    1 taza pequeña de frutas

    8 mitades de albaricoques secos

    2 cucharadas de semillas de girasol

    4 tostadas de trigo entero o grano entero marca Melba

COMIDA 4

- Escoja una de las siguientes opciones:

  1 pieza de carne de res magra (5 oz, que no sea frita)

  1 pieza de pollo (5 oz, sin piel, que no sea frito)

  1 pieza de pescado (5 oz, que no sea frito)

  1 pieza de pavo (5 oz, sin piel, que no sea frito)

  1 taza de espagueti con albóndigas

- 1 porción de vegetales

- Media batata asada (sin crema batida u otro tipo de aderezo; puede añadirle 1 cucharadita de mantequilla) *o* ½ taza de arroz (preferiblemente integral, pero puede ser blanco si lo desea)

- Escoja una de las siguientes opciones de bebidas:

  1 taza de limonada (preferiblemente recién exprimida)

  Toda el agua que quiera (con o sin gas)

  1 taza de agua con sabor

  1 taza de jugo (que *no* proceda de concentrado)

  1 taza de té helado sin azúcar o 2 tazas de cualquier tipo de té

  1 taza de leche de vaca baja en grasa o sin grasa, de leche de soya sin azúcar o de leche de almendras sin azúcar

MERIENDA 4

- Escoja una de las siguientes:

  Mezcla de frutas secas y nueces (½ taza de nueces crudas con semillas de girasol o calabaza y frutas secas)

  2 dátiles rellenos con almendras (quíteles la semilla y sustitúyala con unas cuantas almendras)

  ½ taza de pasas, nueces crudas y una pizca de sal de mar (mezcle todo)

  3 rodajas de tomate y albahaca fresca con un chorrito de aceite de oliva

  ½ pepino cortado en rodajas con un poco de sal de mar, aderezado con una vinagreta sin grasa

  1 taza de puré de manzana sin azúcar

10 cerezas mezcladas con un puñado de nueces (anacardos, almendras o nueces)

8 zanahorias *baby* con 2 cucharadas de *hummus*

"Hormigas sobre un tronco" (2 tallos de apio con 1 cucharada de mantequilla de nuez cruda y 1 cucharada de pasas orgánicas)

1 pieza de fruta mediana

Ensalada pequeña de remolacha

1 taza de jugo de remolacha

20 almendras

1 taza pequeña de frutas

8 mitades de albaricoques secos

2 cucharadas de semillas de girasol

4 tostadas de trigo entero o grano entero marca Melba

EJERCICIOS

- Cantidad de ejercicios hoy: Mínimo 45 minutos. Si quiere hacer más ¡mucho mejor! ¡Esfuércese todo lo que pueda!

- Escoja una combinación de las opciones siguientes para cumplir con sus requisitos de ejercitación:

  15 minutos trotando al aire libre

  15 minutos caminando/trotando en la estera

  15 minutos en el aparato elíptico

  15 minutos en bicicleta fija o móvil

  15 minutos de natación

  15 minutos en la escaladora

  Brincar la cuerda 225 veces

  20 minutos de intervalos en la estera

  15 minutos de Zumba

  15 minutos de *spinning*

  15 minutos de cualquier otro tipo de cardio de alta intensidad

  15 minutos en el aparato de remo

SEMANA 5 DE SHRED, DÍA 6

COMIDA 1

- 1 taza de agua con limón. Sírvase 8 onzas de agua, ya sea caliente o fría. Tome medio limón y exprímalo directamente en el agua. Añada 2 cucharadas de semillas de linaza molidas o de aceite de linaza. Mezcle bien y beba.

- 1 pieza de fruta

- Escoja una de las siguientes opciones:

    1 tazón pequeño de avena (1½ tazas de avena cocinada)

    2 claras de huevo *o* una tortilla de 1 clara con vegetales en cuadritos (hecho con 2 claras como máximo)

    1 tazón pequeño de cereal sin azúcar con leche de vaca descremada sin grasa o con 1% de grasa

    1 sándwich de queso a la parrilla con pan 100% de grano entero o 100% de trigo entero

- 1 taza de jugo natural que *no* proceda de concentrado (toronja, manzana, naranja, tomate, zanahoria, etc.)

MERIENDA 1

- Escoja una de las siguientes:

    Mezcla de frutas secas y nueces (½ taza de nueces crudas con semillas de girasol o calabaza y frutas secas)

    2 dátiles rellenos con almendras (quíteles la semilla y sustitúyala con unas cuantas almendras)

    ½ taza de pasas, nueces crudas y una pizca de sal de mar (mezcle todo)

    3 rodajas de tomate y albahaca fresca con un chorrito de aceite de oliva

    ½ pepino cortado en rodajas con un poco de sal de mar, aderezado con una vinagreta sin grasa

    1 taza de puré de manzana sin azúcar

10 cerezas mezcladas con un puñado de nueces (anacardos, almendras o nueces)

8 zanahorias *baby* con 2 cucharadas de *hummus*

"Hormigas sobre un tronco" (2 tallos de apio con 1 cucharada de mantequilla de nuez cruda y 1 cucharada de pasas orgánicas)

1 pieza de fruta mediana

Ensalada pequeña de remolacha

1 taza de jugo de remolacha

20 almendras

1 taza pequeña de frutas

8 mitades de albaricoques secos

2 cucharadas de semillas de girasol

4 tostadas de trigo entero o grano entero marca Melba

COMIDA 2

- 1 taza de té de hibisco (puede ser frío o caliente)

- Escoja una de las siguientes. Sea cual sea su opción, debe tener 250 calorías o menos:

    1 licuado de fruta

    1 batido de proteína

    1 batido de vegetales

    1 tazón de sopa (sin papa, crema o carne). Algunas buenas opciones: verduras, lentejas, garbanzos, guisantes partidos, frijoles negros, crema de tomate, etc. ¡Ojo con el contenido de sodio!

- 1 pieza de fruta *o* 1 porción de vegetales

- Además del té, puede escoger una de las siguientes opciones de bebidas:

    1 taza de limonada (preferiblemente recién exprimida)

    Toda el agua que quiera (con o sin gas)

    1 taza de agua con sabor

    1 taza de jugo (que *no* proceda de concentrado)

    1 taza de té helado sin azúcar o 2 tazas de cualquier tipo de té

    1 taza de leche de vaca baja en grasa o sin grasa, de leche de soya sin azúcar o de leche de almendras sin azúcar

MERIENDA 2

- Escoja una de las siguientes:

    Mezcla de frutas secas y nueces (½ taza de nueces crudas con semillas de girasol o calabaza y frutas secas)

    2 dátiles rellenos con almendras (quíteles la semilla y sustitúyala con unas cuantas almendras)

    ½ taza de pasas, nueces crudas y una pizca de sal de mar (mezcle todo)

    3 rodajas de tomate y albahaca fresca con un chorrito de aceite de oliva

    ½ pepino cortado en rodajas con un poco de sal de mar, aderezado con una vinagreta sin grasa

    1 taza de puré de manzana sin azúcar

    10 cerezas mezcladas con un puñado de nueces (anacardos, almendras o nueces)

    8 zanahorias *baby* con 2 cucharadas de *hummus*

    "Hormigas sobre un tronco" (2 tallos de apio con 1 cucharada de mantequilla de nuez cruda y 1 cucharada de pasas orgánicas)

    1 pieza de fruta mediana

    Ensalada pequeña de remolacha

    1 taza de jugo de remolacha

    20 almendras

    1 taza pequeña de frutas

    8 mitades de albaricoques secos

    2 cucharadas de semillas de girasol

    4 tostadas de trigo entero o grano entero marca Melba

COMIDA 3

- 1 taza de jugo de arándano 100% natural (que *no* proceda de concentrado y *no* tenga aditivos); agregue un poco de agua para reducir el sabor amargo

- Escoja uno de los siguientes; deben tener 200 calorías o menos. Trate de escoger algo diferente a lo que eligió para la comida 2:

    1 licuado de fruta

    1 batido de proteína

1 tazón de sopa (sin papa o crema). Buenas opciones: verduras, lentejas, garbanzos, guisantes partidos, frijoles negros, crema de tomate, etc. ¡Ojo con el contenido de sodio!

- 1 pieza de fruta *o* 1 porción de vegetales
- Además del jugo de arándano, puede escoger una de las siguientes opciones de bebidas:

  1 taza de limonada (preferiblemente recién exprimida)

  Toda el agua que quiera (con o sin gas)

  1 taza de agua con sabor

  1 taza de jugo (que *no* proceda de concentrado)

  1 taza de té helado sin azúcar o 2 tazas de cualquier tipo de té

  1 taza de leche de vaca baja en grasa o sin grasa, de leche de soya sin azúcar o de leche de almendras sin azúcar

MERIENDA 3

- Escoja una de las siguientes:

  Mezcla de frutas secas y nueces (½ taza de nueces crudas con semillas de girasol o calabaza y frutas secas)

  2 dátiles rellenos con almendras (quíteles la semilla y sustitúyala con unas cuantas almendras)

  ½ taza de pasas, nueces crudas y una pizca de sal de mar (mezcle todo)

  3 rodajas de tomate y albahaca fresca con un chorrito de aceite de oliva

  ½ pepino cortado en rodajas con un poco de sal de mar, aderezado con una vinagreta sin grasa

  1 taza de puré de manzana sin azúcar

  10 cerezas mezcladas con un puñado de nueces (anacardos, almendras o nueces)

  8 zanahorias *baby* con 2 cucharadas de *hummus*

  "Hormigas sobre un tronco" (2 tallos de apio con 1 cucharada de mantequilla de nuez cruda y 1 cucharada de pasas orgánicas)

  1 pieza de fruta mediana

  Ensalada pequeña de remolacha

1 taza de jugo de remolacha

20 almendras

1 taza pequeña de frutas

8 mitades de albaricoques secos

2 cucharadas de semillas de girasol

4 tostadas de trigo entero o grano entero marca Melba

COMIDA 4

- 1 taza de frijoles (que no sean en salsa de tomate con especias y endulzados)

- Escoja 1 de las siguientes; su opción no debe exceder 200 calorías. Trate de escoger algo diferente a lo que eligió para la comida 3:

    1 licuado de fruta

    1 batido de proteína

    1 batido de vegetales

- Además del té, puede escoger una de las siguientes opciones de bebidas:

    1 taza de limonada (preferiblemente recién exprimida)

    Toda el agua que quiera (con o sin gas)

    1 taza de agua con sabor

    1 taza de jugo (que *no* proceda de concentrado)

    1 taza de té helado sin azúcar o 2 tazas de cualquier tipo de té

    1 taza de leche de vaca baja en grasa o sin grasa, de leche de soya sin azúcar o de leche de almendras sin azúcar

MERIENDA 4

- Escoja una de las siguientes:

    Mezcla de frutas secas y nueces (½ taza de nueces crudas con semillas de girasol o calabaza y frutas secas)

    2 dátiles rellenos con almendras (quíteles la semilla y sustitúyala con unas cuantas almendras)

    ½ taza de pasas, nueces crudas y una pizca de sal de mar (mezcle todo)

    3 rodajas de tomate y albahaca fresca con un chorrito de aceite de oliva

½ pepino cortado en rodajas con un poco de sal de mar, aderezado con una vinagreta sin grasa

1 taza de puré de manzana sin azúcar

10 cerezas mezcladas con un puñado de nueces (anacardos, almendras o nueces)

8 zanahorias *baby* con 2 cucharadas de *hummus*

"Hormigas sobre un tronco" (2 tallos de apio con 1 cucharada de mantequilla de nuez cruda y 1 cucharada de pasas orgánicas)

1 pieza de fruta mediana

Ensalada pequeña de remolacha

1 taza de jugo de remolacha

20 almendras

1 taza pequeña de frutas

8 mitades de albaricoques secos

2 cucharadas de semillas de girasol

4 tostadas de trigo entero o grano entero marca Melba

EJERCICIOS

- Día de descanso. Pero si le inspira hacer algo, hágalo, por favor. Cada minuto de ejercicios quema más calorías y le acerca más a su objetivo. Incluso puede practicar un deporte: que puede ser una manera divertida de quemar calorías sin sentir que está ejercitando.

SEMANA 5 DE SHRED, DÍA 7

COMIDA 1

- 1 taza de agua con limón. Sírvase 8 onzas de agua, ya sea caliente o fría. Tome medio limón y exprímalo directamente en el agua. Añada 2 cucharadas de semillas de linaza molidas o de aceite de linaza. Mezcle bien y beba.

- Escoja una de las siguientes opciones; debe tener 200 calorías o menos:

1 licuado de fruta

1 batido de proteína

1 batido de vegetales

- 1 pieza de fruta

MERIENDA 1

- Escoja una de las siguientes:

Mezcla de frutas secas y nueces (½ taza de nueces crudas con semillas de girasol o calabaza y frutas secas)

2 dátiles rellenos con almendras (quíteles la semilla y sustitúyala con unas cuantas almendras)

½ taza de pasas, nueces crudas y una pizca de sal de mar (mezcle todo)

3 rodajas de tomate y albahaca fresca con un chorrito de aceite de oliva

½ pepino cortado en rodajas con un poco de sal de mar, aderezado con una vinagreta sin grasa

1 taza de puré de manzana sin azúcar

10 cerezas mezcladas con un puñado de nueces (anacardos, almendras o nueces)

8 zanahorias *baby* con 2 cucharadas de *hummus*

"Hormigas sobre un tronco" (2 tallos de apio con 1 cucharada de mantequilla de nuez cruda y 1 cucharada de pasas orgánicas)

1 pieza de fruta mediana

Ensalada pequeña de remolacha

1 taza de jugo de remolacha

20 almendras

1 taza pequeña de frutas

8 mitades de albaricoques secos

2 cucharadas de semillas de girasol

4 tostadas de trigo entero o grano entero marca Melba

COMIDA 2

- 1 taza de jugo de arándano 100% natural (que *no* proceda de concentrado y no tenga aditivos); agregue un poco de agua para reducir el sabor amargo

- Escoja una de las siguientes opciones; debe tener 250 calorías o menos:

  1 batido de proteína

  1 batido de vegetales

  1 tazón de sopa (sin papa, crema o carne). Algunas buenas opciones: verduras, lentejas, garbanzos, guisantes partidos, frijoles negros, crema de tomate, etc. ¡Ojo con el contenido de sodio!

- Además del jugo de arándano, puede escoger una de las siguientes opciones de bebidas:

  1 taza de limonada (preferiblemente recién exprimida)

  Toda el agua que quiera (con o sin gas)

  1 taza de agua con sabor

  1 taza de jugo (que *no* proceda de concentrado)

  1 taza de té helado sin azúcar

  1 taza de leche de vaca baja en grasa o sin grasa, de leche de soya sin azúcar o de leche de almendras sin azúcar

MERIENDA 2

- Escoja una de las siguientes:

  Mezcla de frutas secas y nueces (½ taza de nueces crudas con semillas de girasol o calabaza y frutas secas)

  2 dátiles rellenos con almendras (quíteles la semilla y sustitúyala con unas cuantas almendras)

  ½ taza de pasas, nueces crudas y una pizca de sal de mar (mezcle todo)

  3 rodajas de tomate y albahaca fresca con un chorrito de aceite de oliva

  ½ pepino cortado en rodajas con un poco de sal de mar, aderezado con una vinagreta sin grasa

  1 taza de puré de manzana sin azúcar

  10 cerezas mezcladas con un puñado de nueces (anacardos, almendras o nueces)

  8 zanahorias *baby* con 2 cucharadas de *hummus*

  "Hormigas sobre un tronco" (2 tallos de apio con 1 cucharada de mantequilla de nuez cruda y 1 cucharada de pasas orgánicas)

1 pieza de fruta mediana

Ensalada pequeña de remolacha

1 taza de jugo de remolacha

20 almendras

1 taza pequeña de frutas

8 mitades de albaricoques secos

2 cucharadas de semillas de girasol

4 tostadas de trigo entero o grano entero marca Melba

COMIDA 3

- 1 taza de té de hibisco (puede ser frío o caliente)
- Escoja del grupo A *o* B. *No escoja* de ambos:

   Grupo A: Escoja una de las siguientes opciones:

   1 pieza de pollo (5 oz, sin piel, que no sea frito)

   1 pieza de pescado (5 oz, que no sea frito)

   1 pieza de pavo (5 oz, sin piel, que no sea frito)

   Su opción tendrá como acompañantes ½ taza de arroz integral y 1 porción de vegetales

   Grupo B: Puede comer ambas opciones:

   1 porción de lasaña (con o sin carne) de 4 pulgadas x 2 pulgadas x 1 pulgada de grosor

   1 porción de vegetales

- Además del té, puede escoger una de las siguientes opciones de bebidas:

   1 taza de limonada (preferiblemente recién exprimida)

   Toda el agua que quiera (con o sin gas)

   1 taza de agua con sabor

   1 taza de jugo (que *no* proceda de concentrado)

   1 taza de té helado sin azúcar

   1 taza de leche de vaca baja en grasa o sin grasa, de leche de soya sin azúcar o de leche de almendras sin azúcar

MERIENDA 3

- Escoja una de las siguientes:

  Mezcla de frutas secas y nueces (½ taza de nueces crudas con semillas de girasol o calabaza y frutas secas)

  2 dátiles rellenos con almendras (quíteles la semilla y sustitúyala con unas cuantas almendras)

  ½ taza de pasas, nueces crudas y una pizca de sal de mar (mezcle todo)

  3 rodajas de tomate y albahaca fresca con un chorrito de aceite de oliva

  ½ pepino cortado en rodajas con un poco de sal de mar, aderezado con una vinagreta sin grasa

  1 taza de puré de manzana sin azúcar

  10 cerezas mezcladas con un puñado de nueces (anacardos, almendras o nueces)

  8 zanahorias *baby* con 2 cucharadas de *hummus*

  "Hormigas sobre un tronco" (2 tallos de apio con 1 cucharada de mantequilla de nuez cruda y 1 cucharada de pasas orgánicas)

  1 pieza de fruta mediana

  Ensalada pequeña de remolacha

  1 taza de jugo de remolacha

  20 almendras

  1 taza pequeña de frutas

  8 mitades de albaricoques secos

  2 cucharadas de semillas de girasol

  4 tostadas de trigo entero o grano entero marca Melba

COMIDA 4

- Escoja una de las siguientes opciones; debe tener 200 calorías o menos:

  1 licuado de fruta

  1 batido de proteína

  1 tazón de sopa (sin papa o crema). Buenas opciones son: pollo con fideos, verduras, lentejas, garbanzos, guisantes partidos, frijoles negros, crema de tomate, etc. ¡Ojo con el contenido de sodio!

- 1 porción de vegetales
- ½ taza de arroz integral (también puede escoger arroz blanco)
- Puede escoger una de las siguientes opciones de bebidas:
  1 taza de limonada (preferiblemente recién exprimida)
  Toda el agua que quiera (con o sin gas)
  1 taza de agua con sabor
  1 taza de jugo (que *no* proceda de concentrado)
  1 taza de té helado sin azúcar o 2 tazas de cualquier tipo de té
  1 taza de leche de vaca baja en grasa o sin grasa, de leche de soya
  sin azúcar o de leche de almendras sin azúcar

EJERCICIOS

- Cantidad de ejercicios hoy: Mínimo 45 minutos. Divida en dos sesiones. La primera antes de las 12:00 PM; la segunda, después de las 2:00 PM.
- Escoja una combinación de las opciones siguientes para cumplir con sus requisitos de ejercitación:
  15 minutos trotando al aire libre
  15 minutos caminando/trotando en la estera
  15 minutos en el aparato elíptico
  15 minutos en bicicleta fija o móvil
  15 minutos de natación
  15 minutos en la escaladora
  Brincar la cuerda 225 veces
  20 minutos de intervalos en la estera
  15 minutos de Zumba
  15 minutos of *spinning*
  15 minutos de cualquier otro tipo de cardio de alta intensidad
  15 minutos en el aparato de remo

CAPÍTULO 8

Semana 6: Cambio total

Párese con tranquilidad ante el espejo y mírese profundamente a los ojos, como si tratara de penetrar a lo más hondo de su alma. ¡Lo ha logrado! Todo comenzó a partir del momento en que leyó las primas páginas de la fase de Preparación, dudando si podría realizar el programa y especulando si el plan le ayudaría a perder peso, y ahora está aquí, preparándose para la parte final de su viaje de seis semanas. Ha perdido peso, sus niveles de energía están al máximo y ha ganado confianza en sí mismo y en su capacidad de mantenerse enfocado y resuelto. Ahora está listo para el Cambio total y para llegar a cumbres de éxito aun más altas.

Independientemente de cuántas libras ha rebajado hasta ahora, el simple hecho de haber llegado a esta semana significa que usted ha triunfado. SHRED está diseñado para que usted pierda peso de manera continua, no de un solo golpe. Su cuerpo y mente son muy diferentes a lo que eran hace tan sólo cinco semanas. Necesita reconocer su crecimiento y adoptar a ese nuevo yo. TRITURAR GRASA no se limita solamente a eliminar el exceso de peso, sino también a HACER TRIZAS algunos de los escollos y obstáculos que impedían su avance en el pasado. Su cuerpo ha triturado grasa y ha incrementado su tonificación muscular, algo vital para incrementar el funcionamiento de su metabolismo. Ahora es el momento de unificar esos logros y seguir progresando.

Al igual que en las otras semanas, tiene que seguir quemando más calorías. No quite el pie del acelerador sólo porque siente que ahora va cuesta abajo. Mientras más se esfuerce, mejores serán los resultados y más cerca estará de su objetivo. Antes de comenzar esta semana, dedique unos minutos a reflexionar sobre las cinco anteriores. Hubo muchos momentos en que creyó que no lo iba a lograr, o en los que se sintió frustrado por no poder comer sus alimentos favoritos. Ha pasado por todo tipo de emociones, y ahora se encuentra aquí, de pie, más ligero y con más energía. Es totalmente normal pensar o sentir la tentación de retomar los malos hábitos, o de tomar malas decisiones. Nadie es perfecto, y yo nunca espero ni pido perfección. Pero cuando se sienta cansado o vulnerable, cierre los ojos y repita lentamente este mantra: "No voy a renunciar a lo que he logrado con tanto esfuerzo. Puedo y debo continuar. ¡Yo tengo el control!".

Si ha alcanzado su objetivo, esta podría sería la última semana "oficial" en la que TRITURE GRASA. O tal vez sea tan solo el final de un primer ciclo, pues tendrá que recorrer otros para lograr su propósito. Recuerde que la mejor pérdida de peso es un proceso gradual. Usted no acumuló estas libras en seis semanas —quizá ni siquiera en 6 meses—, por lo que es injusto y muy poco realista pretender que pueda perderlas en un período tan corto de tiempo. No debe olvidar que es mucho más fácil aumentar de peso que perderlo, así que relájese un poco. Esta semana se divertirá pues cada día ha sido diseñado para ser diferente al próximo. La variedad en los tipos y cantidad de alimentos y bebidas le mantendrá en movimiento de un día al otro. Use todos los conocimientos adquiridos y las destrezas obtenidas en las últimas cinco semanas y *cambie totalmente* para el resto de su nueva vida. ¡Crea! ¡¡Trabaje duro!! ¡¡¡Diviértase!!!

NORMATIVAS DE LA SEMANA 6 DE SHRED

▶ Pésese en la mañana antes de comenzar el programa y anote el resultado. No vuelva a pesarse durante el resto de la semana, espere hasta el mismo día de la semana siguiente, por la mañana. Pésese tal y como lo hizo al principio: si se pesó sin ropa inicialmente, vuelva a hacerlo; si se pesó con ropa puesta, vuelva a ponerse la misma ropa para pesarse por segunda vez. Use la misma báscula en ambas ocasiones. *No use* una báscula diferente, pues pudiera haber una diferencia de hasta varias libras entre distintos modelos de básculas.

▶ Usted deberá comer algo cada tres a cuatro horas aunque no tenga apetito, pero *no* exagere. Coma hasta que no tenga hambre, pero *nunca hasta sentirse lleno*. Si necesita comer menos de lo recomendado, pues adelante, eso será mucho mejor. Cambiar comidas está permitido, pero trate de hacerlo lo más esporádicamente posible. Por ejemplo, si sabe que lo establecido en la comida 3 es más fácil de conseguir que lo que dicta la comida 2, haga el cambio. Ver con anticipación las comidas del día es importante, pues así se preparará mejor para lo que vendrá.

▶ Debe hacer algún tipo de ejercicio cardiovascular (también conocidos como "cardio") durante cinco de cada siete días. Preste atención a las normativas establecidas para ese día. Si tiene que ejercitar en días diferentes que los señalados, proceda, siempre y cuando haga cinco días de actividad física cardiovascular en un período de siete días.

▶ Si no come carne, haga las sustituciones apropiadas con pescado o vegetales.

▶ Esta semana, todos los batidos y licuados tienen diferentes normativas en cuanto a calorías, por lo que debe prestar mucha atención. Evite si es posible el azúcar adicional en los productos que compre en el mercado.

▶ Cuando cocine o compre sopas, siga las normativas establecidas para esa comida. Como los días son diferentes, debe mantener el control de las calorías pues las mismas varían de un día al otro. Asegúrese de que la sopa tenga un bajo porcentaje de sodio (sal). O sea, que el renglón donde se lee "sodio" o "Na+" en la etiqueta no tenga más de 480 mg por porción. Trate de consumir alimentos elaborados con sal de mar, pues tiene el mismo sabor, pero un menor contenido de sodio.

▶ Las sopas se pueden consumir con 2 galletas saladas si así lo desea.

▶ Las comidas líquidas se deben consumir con 1 pieza de fruta o 1 porción de vegetales.

▶ Debe beber 1 taza de agua antes de la comida y 1 taza de agua durante la comida. Puede añadirle lima o limón al agua y también puede beber agua con gas.

NUEVO PARA ESTA SEMANA

1. Como cada día va a ser diferente, lea el menú con antelación y detenimiento para asegurarse de estar preparado con lo que va a necesitar.
2. Hay dos días en los que se espera que haga dos sesiones de ejercicios. Respete esos horarios.
3. Como no está permitido consumir la misma comida/batido/licuado más de una vez al día, escoja sus opciones como corresponde.
4. Esta semana está permitido beber alcohol, pero le ruego que sea cuidadoso y lo consuma como está establecido. No exagere con estas calorías líquidas que tan poco aportan en cuanto a nutrición y pérdida de peso.

▶ Está permitido beber café, pero sólo 1 taza pequeña por día. Evite las variantes "creativas" del café rebosantes de calorías. Su café no debe contener más de 50 calorías.

▶ No debe hacer ninguna comida 90 minutos antes de irse a dormir.

▶ Si desea, puede hacer una merienda de 100 calorías antes de irse a la cama.

▶ Seleccione inteligentemente sus meriendas. Evite los *chips*, las rosquillas y los caramelos. Aunque puede comerlos de cuando en cuando, no lo haga a menudo. Si debe comer algo similar a esos productos, hágalo solamente en una de sus meriendas del día y opte por algo más saludable en las otras meriendas.

▶ Si no lo desea, no es necesario que consuma todos los alimentos del menú del día. Pero no "salte" comidas, no coma doble y no se pase de las normativas de alimentación en lo tocante a tamaño y volumen.

▶ Aunque están permitidos los condimentos como el *ketchup*, la mayonesa y la mostaza, no debe consumir más de una cucharadita en cada comida. Y lo mismo aplica a la salsa de soya.

▶ En cuanto a las especias, no hay límite.

▶ Si bien es preferible comer siempre frutas frescas, están permitidas sus versiones enlatadas y congeladas. Sólo asegúrese de que vienen en agua y no tienen azúcares añadidas.

▶ También están permitidos los vegetales enlatados y congelados, pero esté atento al contenido de sodio.

▶ En lo que a bebidas se refiere, puede tener tanta agua al día como prefiera. A continuación, otras normativas al respecto:

Cero gaseosas regulares

1 lata de 12 onzas de gaseosa de dieta por día

Están permitidas las aguas con sabor, pero deben tener menos de 60 calorías

Bebidas deportivas: 1 botella por día, pero con menos de 60 calorías

Opciones de alcohol: 1 bebida preparada dos veces por semana, *o* 3 cervezas *light* a la semana, *o* 3 vasos convencionales de vino (tinto o blanco) a la semana

La programación de los horarios de comidas es vital para el éxito de este plan. Al principio podría resultarle difícil, pero planifique con antelación y haga lo más que pueda. No es aconsejable "saltar" comidas; aunque sólo coma una pequeña porción, trate de comer algo a su hora. Un ejemplo de los horarios de un día en la fase de Cambio total pudiera lucir como la tabla que se encuentra abajo, pero para cada uno de los días, el orden de comidas y meriendas es tanto intencional como crítico. Además, como algunos días incluyen una cuarta merienda adicional, es bueno que siga atentamente las instrucciones de cada día:

8:30 AM	10:00 AM	11:30 AM	1:00 PM	3:30 PM	7:00 PM	8:30 PM
Comida 1	Merienda 1	Comida 2	Merienda 2	Comida 3	Comida 4	Merienda 3

SEMANA 6 DE SHRED, DÍA 1

- Se pueden comer 3 rebanadas de pan 100% de grano entero o 100% de trigo entero en cualquier momento del día, pero *sólo* 3 rebanadas

COMIDA 1

- 1 pieza de fruta
- Escoja una de las siguientes opciones:
  1 tazón pequeño de avena (1½ tazas de avena cocinada)
  2 claras de huevo *o* una tortilla de 1 clara con vegetales en cuadritos (hecho con 2 claras como máximo)
  1 tazón pequeño de cereal sin azúcar con leche de vaca descremada sin grasa o con 1% de grasa
  1 envase de yogur bajo en grasa o sin grasa
- 1 taza de jugo natural que *no* proceda de concentrado (toronja, manzana, naranja, tomate, zanahoria, etc.)

MERIENDA 1

- 100 calorías o menos

COMIDA 2

- Escoja una de las siguientes. Sea cual sea su opción, debe tener 200 calorías o menos y no puede tener azúcar adicional:
  1 licuado de fruta
  1 batido de proteína
  1 tazón de sopa (sin papa o crema)
- 1 pieza de fruta *o* 1 porción de vegetales

MERIENDA 2

- 150 calorías o menos

COMIDA 3

- 1 ensalada pequeña de varias lechugas (sin crutones o trocitos de tocino; permitidas 4 cucharadas de aderezo sin grasa o bajo en grasa)
- Escoja una de las siguientes:
  1 pieza de pollo (4-6 oz, sin piel, que no sea frito)
  1 pieza de pavo (4-6 oz, sin piel, que no sea frito)
  1 pieza de pescado (4-6 oz, sin piel, que no sea frito)
  Puede comer 1 lasca de queso si así lo desea
- 1 porción de vegetales

COMIDA 4

- 3 porciones de vegetales (asegúrese de que una de las porciones sea de vegetales con hojas color verde oscuro)
- 1 taza de frijoles u otras legumbres (los frijoles que no sean en salsa de tomate con especias y endulzados)

MERIENDA 3

- 100 calorías o menos

EJERCICIOS

- Cantidad de ejercicios hoy: Mínimo 30 minutos. Si quiere hacer más ¡mucho mejor! ¡Esfuércese todo lo que pueda!
- El propósito de estos ejercicios es hacerle esforzarse en un breve período de tiempo. El tiempo equivale al marco de duración en el que espero que haga los ejercicios. Muchas personas pasan mucho tiempo en el gimnasio hablando y haciendo otras cosas que nada tienen que ver con el verdadero objetivo de acudir a un gimnasio. El reloj no comenzará a andar hasta que esté en movimiento y se detendrá cuando usted lo haga. Para obtener mejores resultados sin perder tiempo es importante que se mantenga enfocado y eficiente. Haga estos ejercicios a niveles moderados de intensidad. Para que sean efectivos y ejerzan un impacto en su quema de calorías y metabolismo, tiene que elevar su ritmo cardiaco. No necesita ir a un gimnasio para hacer estos ejercicios, puede hacer una gran rutina en

su propia casa. Trate de escoger una rutina diferente a la última que hizo. A continuación, le propongo algunos ejercicios de intervalos de 15 minutos que debería probar. Si el programa le pide ejercitar durante 45 minutos, haga 15 minutos en la estera, 15 minutos en la bicicleta y 15 minutos en la escaladora. De usted depende su división, pero tenga en cuenta que cambiar su rutina es generalmente más ventajoso que hacer los mismos ejercicios durante toda la sesión.

- Escoja una combinación de las opciones siguientes para cumplir con sus requisitos de ejercitación:

    15 minutos trotando al aire libre

    15 minutos caminando/trotando en la estera

    15 minutos en el aparato elíptico

    15 minutos en bicicleta fija o móvil

    15 minutos de natación

    15 minutos en la escaladora

    Brincar la cuerda 225 veces

    20 minutos de intervalos en la estera

    15 minutos de Zumba

    15 minutos de *spinning*

    15 minutos de cualquier otro tipo de cardio de alta intensidad

    15 minutos en el aparato de remo

SEMANA 6 DE SHRED, DÍA 2

COMIDA 1

- Escoja una de las siguientes. Sea cual sea su opción, debe tener 200 calorías o menos:

    1 licuado de fruta

    1 batido de proteína

    1 batido de vegetales

    1 yogur de 6 onzas bajo en grasa o sin grasa

- 1 pieza de fruta

MERIENDA 1

- 150 calorías o menos

COMIDA 2

- 1 taza de agua con limón. Sírvase 8 onzas de agua, ya sea caliente o fría. Tome medio limón y exprímalo directamente en el agua. Si desea, añada ½ cucharadita de azúcar. Mezcle bien y beba.
- 1 sándwich de pollo o pavo en pan 100% de trigo entero o 100% de grano entero; lechuga, tomate, 1 lasca de queso y 1 cucharadita de mostaza o mayonesa si así lo desea
- 1 ensalada pequeña de varias lechugas (con 3 cucharadas máximo de aderezo sin grasa, sin trocitos de tocino o crutones)

MERIENDA 2

- 100 calorías o menos

COMIDA 3

- Escoja una de las siguientes opciones. Sea cual sea su opción, debe tener 200 calorías o menos:
    1 licuado de fruta
    1 batido de proteína
    1 batido de vegetales
    1 tazón de sopa (sin papa o crema). Buenas opciones: pollo con fideos, verduras, lentejas, garbanzos, guisantes partidos, frijoles negros, crema de tomate, etc. ¡Ojo con el contenido de sodio!
- 1 pieza de fruta *o* 1 porción de vegetales

MERIENDA 3

- 100 calorías o menos

COMIDA 4

- Escoja una de las siguientes opciones:
    1 pieza de pollo (5 oz, sin piel, que no sea frito)
    1 pieza de pescado (5 oz, que no sea frito)
    1 pieza de pavo (5 oz, sin piel, que no sea frito)

- 1 porción de vegetales
- ½ taza de arroz integral o blanco, cocinado

EJERCICIOS

- Cantidad de ejercicios hoy: Mínimo 45 minutos. Divida en dos sesiones: la primera antes de las 12:00 PM; la segunda en cualquier momento después de las 2:00 PM. Si quiere hacer más ¡mucho mejor! ¡Esfuércese todo lo que pueda!

- Escoja una combinación de las opciones siguientes para cumplir con sus requisitos de ejercitación:

    15 minutos trotando al aire libre

    15 minutos caminando/trotando en la estera

    15 minutos en el aparato elíptico

    15 minutos en bicicleta fija o móvil

    15 minutos de natación

    15 minutos en la escaladora

    Brincar la cuerda 225 veces

    20 minutos de intervalos en la estera

    15 minutos de Zumba

    15 minutos de *spinning*

    15 minutos de cualquier otro tipo de cardio de alta intensidad

    15 minutos en el aparato de remo

SEMANA 6 DE SHRED, DÍA 3

COMIDA 1

- 1 taza de agua con limón. Sírvase 8 onzas de agua, ya sea caliente o fría. Tome medio limón y exprímalo directamente en el agua. Si desea, añada ½ cucharadita de azúcar. Mezcle bien y beba.

- Escoja una de las siguientes. Sea cual sea su opción, debe tener 200 calorías o menos:

1 licuado de fruta

1 batido de proteína

1 batido de vegetales

- 1 pieza de fruta

MERIENDA 1

- 100 calorías o menos

COMIDA 2

- Escoja una de las siguientes opciones:

    1 batido de proteína

    1 batido de verduras

    1 tazón de sopa (sin papa, crema o carne). Algunas buenas opciones son: verduras, lentejas, garbanzos, guisantes partidos, frijoles negros, crema de tomate, etc. ¡Ojo con el contenido de sodio!

MERIENDA 2

- 150 calorías o menos

COMIDA 3

- Escoja del grupo A *o* B. *No escoja* de ambos:

    Grupo A: Escoja una de las siguientes opciones:

    1 pieza de pollo (5 oz, sin piel, que no sea frito)

    1 pieza de pescado (5 oz, que no sea frito)

    1 pieza de pavo (5 oz, sin piel, que no sea frito)

    Su opción tendrá como acompañantes ½ taza de arroz integral y 1 porción de vegetales

    Grupo B: Puede comer ambas opciones:

    1 porción de lasaña (con o sin carne) de 4 pulgadas x 2 pulgadas x 1 pulgada de grosor

    1 porción de vegetales

COMIDA 4

- Escoja una de las siguientes. Sea cual sea su opción, debe tener 200 calorías o menos:

1 licuado de fruta

1 batido de proteína

1 tazón de sopa (sin papa o crema). Buenas opciones son: pollo con fideos, verduras, lentejas, garbanzos, guisantes partidos, frijoles negros, crema de tomate, etc. ¡Ojo con el contenido de sodio!

MERIENDA 3

- 100 calorías o menos

EJERCICIOS

- Día de descanso. Pero si le inspira hacer algo, hágalo, por favor. Cada minuto de ejercicios quema más calorías y le acerca más a su objetivo. Incluso puede practicar un deporte: que puede ser una manera divertida de quemar calorías sin sentir que está ejercitando.

SEMANA 6 DE SHRED, DÍA 4

COMIDA 1

- 1 taza de agua con limón. Sírvase 8 onzas de agua, ya sea caliente o fría. Tome medio limón y exprímalo directamente en el agua. Si desea, añada ½ cucharadita de azúcar. Mezcle bien y beba.

- 1 pieza de fruta. Ésta puede ser 1 banana, 1 manzana, 1 pera, etc. También puede ser ½ taza de frambuesas, arándanos azules, moras o fresas.

- Escoja una de las siguientes opciones:

    1 tazón pequeño de avena (1½ tazas de avena cocinada)

    2 claras de huevo *o* una tortilla de 1 clara con vegetales en cuadritos (hecho con 2 claras como máximo)

    1 tazón pequeño de cereal sin azúcar con leche de vaca descremada sin grasa o con 1% de grasa

- ½ taza de jugo natural que *no* proceda de concentrado (toronja, manzana, naranja, tomate, zanahoria, etc.)

MERIENDA 1

- 100 calorías o menos

COMIDA 2

- 1 sándwich de pollo o pavo en pan 100% de trigo entero o 100% de grano entero; lechuga, tomate, 1 lasca de queso y 1 cucharadita de mostaza o mayonesa si así lo desea
- 1 ensalada pequeña de varias lechugas (con 3 cucharadas máximo de aderezo sin grasa, sin trocitos de tocino o crutones)
- Escoja una de las siguientes opciones de bebidas:
    1 lata de 12 onzas de gaseosa de dieta
    1 taza de limonada (preferiblemente recién exprimida)
    Toda el agua que quiera (con o sin gas)
    1 taza de agua con sabor
    1 taza de jugo (que no proceda de concentrado)
    1 taza de té helado sin azúcar
    1 taza de leche de vaca baja en grasa o sin grasa, de leche de soya sin azúcar o de leche de almendras sin azúcar

MERIENDA 2

- 100 calorías o menos

COMIDA 3

- Escoja una de las siguientes opciones; no debe exceder las 250 calorías. De ser posible, escoja algo diferente a lo que eligió para la comida 2. No tiene que hacerlo, pero inténtelo:
    1 batido de leche
    1 licuado de fruta
    1 batido de proteína
    1 batido de vegetales (puede utilizar cualquier vegetal que desee)
    1 tazón de sopa (sin papa o crema). Buenas opciones: pollo con fideos, verduras, lentejas, garbanzos, guisantes partidos, frijoles negros, crema de tomate, etc. ¡Ojo con el contenido de sodio!

- Escoja una de las siguientes opciones de bebidas. Elija algo diferente a lo que bebió en la comida 2:

    1 lata de 12 onzas de gaseosa de dieta

    1 taza de limonada (preferiblemente recién exprimida)

    Toda el agua que quiera (con o sin gas)

    1 taza de agua con sabor

    1 taza de jugo (que no proceda de concentrado)

    1 taza de té helado sin azúcar

COMIDA 4

- Escoja una opción del Grupo A y una del Grupo B:

    Grupo A:

    1 tazón pequeño de pasta con salsa marinara (cero salsas con crema)

    2 rebanadas pequeñas o medianas de pizza (corte triangular: 4 pulgadas de ancho medidas a lo largo de la corteza y 6 pulgadas de largo)

    1 hamburguesa con o sin queso (3½ pulgadas de diámetro, ½ pulgada de grosor)

    1 tazón de sopa (sin papa o crema). Buenas opciones son: pollo con fideos, verduras, lentejas, garbanzos, guisantes partidos, frijoles negros, crema de tomate, etc. ¡Ojo con el contenido de sodio!

    1 pieza de pavo (5 oz, sin piel, que no sea frito)

    1 pieza de pollo (5 oz, sin piel, que no sea frito)

    1 pieza de pescado (5 oz, que no sea frito)

    Grupo B:

    Papas fritas (unas 12 si son delgadas o 6 si son gruesas)

    1 porción de vegetales

    Ensalada pequeña de varias lechugas

- Escoja una de las siguientes opciones de bebidas:

    1 lata de 12 onzas de gaseosa de dieta

    1 taza de limonada (preferiblemente recién exprimida)

Toda el agua que quiera (con o sin gas)

1 taza de agua con sabor

1 taza de jugo (que no proceda de concentrado)

1 taza de té helado sin azúcar

MERIENDA 3

- 100 calorías o menos

EJERCICIOS

- Cantidad de ejercicios hoy: Mínimo 45 minutos. Si quiere hacer más ¡mucho mejor! ¡Esfuércese todo lo que pueda!

- Escoja una combinación de las opciones siguientes para cumplir con sus requisitos de ejercitación:

    15 minutos trotando al aire libre

    15 minutos caminando/trotando en la estera

    15 minutos en el aparato elíptico

    15 minutos en bicicleta fija o móvil

    15 minutos de natación

    15 minutos en la escaladora

    Brincar la cuerda 225 veces

    20 minutos de intervalos en la estera

    15 minutos de Zumba

    15 minutos de *spinning*

    15 minutos de cualquier otro tipo de cardio de alta intensidad

    15 minutos en el aparato de remo

SEMANA 6 DE SHRED, DÍA 5

COMIDA 1

- 1 taza de agua con limón. Sírvase 8 onzas de agua, ya sea caliente o fría. Tome medio limón y exprímalo directamente en el agua. Añada 2 cucharadas de semillas de linaza molidas o de aceite de linaza. Mezcle bien y beba.

- 1 taza de frambuesas, fresas cortadas en rodajas, arándanos o moras
- Escoja una de las siguientes. Sea cual sea su opción, debe tener 200 calorías o menos y no puede tener azúcar adicional:

    1 licuado de fruta

    1 batido de proteína

MERIENDA 1

- Escoja una de las siguientes opciones:

    Mezcla de frutas secas y nueces (½ taza de nueces crudas con semillas de girasol o calabaza y frutas secas)

    2 dátiles rellenos con almendras (quíteles la semilla y sustitúyala con unas cuantas almendras)

    ½ taza de pasas, nueces crudas y una pizca de sal de mar (mezcle todo)

    3 rodajas de tomate y albahaca fresca con un chorrito de aceite de oliva

    ½ pepino cortado en rodajas con un poco de sal de mar, aderezado con una vinagreta sin grasa

    1 taza de puré de manzana sin azúcar

    10 cerezas mezcladas con un puñado de nueces (anacardos, almendras o nueces)

    8 zanahorias *baby* con 2 cucharadas de *hummus*

    "Hormigas sobre un tronco" (2 tallos de apio con 1 cucharada de mantequilla de nuez cruda y 1 cucharada de pasas orgánicas)

    1 pieza de fruta mediana

    Ensalada pequeña de remolacha

    1 taza de jugo de remolacha

    20 almendras

    1 taza pequeña de frutas

    8 mitades de albaricoques secos

    2 cucharadas de semillas de girasol

    4 tostadas de trigo entero o grano entero marca Melba

COMIDA 2

- 1 taza de té de hibisco (puede ser frío o caliente)
- Escoja uno de los siguientes:

    3 porciones de vegetales (Recuerde que una porción es aproximadamente del tamaño del puño de una persona promedio)

    1 ensalada grande de varias lechugas (sin crutones o trocitos de tocino; permitidas 4 cucharadas de aderezo sin grasa o bajo en grasa)

    1 batido de proteína (200 calorías o menos)

    1 tazón de sopa (200 calorías o menos; sin papa o crema). Algunas buenas opciones: pollo con fideos, verduras, lentejas, garbanzos, guisantes partidos, frijoles negros, crema de tomate, etc. ¡Ojo con el contenido de sodio!

- Si escogió el batido de proteína o la sopa, debe consumir 1 porción de vegetales
- Además del té, puede escoger una de las siguientes opciones de bebidas:

    1 lata de 12 onzas de gaseosa de dieta

    1 taza de limonada (preferiblemente recién exprimida)

    Toda el agua que quiera (con o sin gas)

    1 taza de agua con sabor

    1 taza de jugo (que no proceda de concentrado)

    1 taza de té helado sin azúcar

    1 taza de leche de vaca baja en grasa o sin grasa, de leche de soya sin azúcar o de leche de almendras sin azúcar

MERIENDA 2

- Escoja una de las siguientes opciones:

    Mezcla de frutas secas y nueces (½ taza de nueces crudas con semillas de girasol o calabaza y frutas secas)

    2 dátiles rellenos con almendras (quíteles la semilla y sustitúyala con unas cuantas almendras)

    ½ taza de pasas, nueces crudas y una pizca de sal de mar (mezcle todo)

3 rodajas de tomate y albahaca fresca con un chorrito de aceite de oliva

½ pepino cortado en rodajas con un poco de sal de mar, aderezado con una vinagreta sin grasa

1 taza de puré de manzana sin azúcar

10 cerezas mezcladas con un puñado de nueces (anacardos, almendras o nueces)

8 zanahorias *baby* con 2 cucharadas de *hummus*

"Hormigas sobre un tronco" (2 tallos de apio con 1 cucharada de mantequilla de nuez cruda y 1 cucharada de pasas orgánicas)

1 pieza de fruta mediana

Ensalada pequeña de remolacha

1 taza de jugo de remolacha

20 almendras

1 taza pequeña de frutas

8 mitades de albaricoques secos

2 cucharadas de semillas de girasol

4 tostadas de trigo entero o grano entero marca Melba

COMIDA 3

- 1 taza de jugo de arándano 100% natural (que no proceda de concentrado y no tenga aditivos); agregue un poco de agua para reducir el sabor amargo

- Escoja de la lista siguiente:

  1 hamburguesa de vegetales (3½ pulgadas de diámetro, ½ pulgada de grosor)

  1 pieza de carne de res magra (5 oz, que no sea frita)

  1 pieza de pollo (5 oz, sin piel, que no sea frito)

  1 pieza de pescado (5 oz, que no sea frito)

  1 pieza de pavo (5 oz, sin piel, que no sea frito)

  1 taza de espagueti con albóndigas

- 1 porción de vegetales

- Media batata asada (sin crema batida u otro tipo de aderezo; puede añadirle 1 cucharadita de mantequilla) *o* ½ taza de arroz (preferiblemente integral, pero puede ser blanco si lo desea)
- Además del jugo de arándano, puede escoger una de las siguientes opciones de bebidas:
  1 taza de limonada (preferiblemente recién exprimida)
  Toda el agua que quiera (con o sin gas)
  1 taza de agua con sabor
  1 taza de jugo (que *no* proceda de concentrado)
  1 taza de té helado sin azúcar
  1 taza de leche de vaca baja en grasa o sin grasa, de leche de soya sin azúcar o de leche de almendras sin azúcar

MERIENDA 3

- Escoja una de las siguientes opciones:
  Mezcla de frutas secas y nueces (½ taza de nueces crudas con semillas de girasol o calabaza y frutas secas)
  2 dátiles rellenos con almendras (quíteles la semilla y sustitúyala con unas cuantas almendras)
  ½ taza de pasas, nueces crudas y una pizca de sal de mar (mezcle todo)
  3 rodajas de tomate y albahaca fresca con un chorrito de aceite de oliva
  ½ pepino cortado en rodajas con un poco de sal de mar, aderezado con una vinagreta sin grasa
  1 taza de puré de manzana sin azúcar
  10 cerezas mezcladas con un puñado de nueces (anacardos, almendras o nueces)
  8 zanahorias *baby* con 2 cucharadas de *hummus*
  "Hormigas sobre un tronco" (2 tallos de apio con 1 cucharada de mantequilla de nuez cruda y 1 cucharada de pasas orgánicas)
  1 pieza de fruta mediana
  Ensalada pequeña de remolacha
  1 taza de jugo de remolacha
  20 almendras

1 taza pequeña de frutas

8 mitades de albaricoques secos

2 cucharadas de semillas de girasol

4 tostadas de trigo entero o grano entero marca Melba

COMIDA 4

- Escoja una de las siguientes. Sea cual sea su opción, debe tener 200 calorías o menos y no puede tener azúcar adicional:

  1 licuado de fruta

  1 batido de proteína

  1 licuado de verduras

- 1 taza de frijoles u otras legumbres (los frijoles que no sean en salsa de tomate con especias y endulzados)

- Escoja una de las siguientes opciones de bebidas:

  1 taza de limonada (preferiblemente recién exprimida)

  Toda el agua que quiera (con o sin gas)

  1 taza de agua con sabor

  1 taza de jugo (que *no* proceda de concentrado)

  1 taza de té helado sin azúcar

  1 taza de leche de vaca baja en grasa o sin grasa, de leche de soya sin azúcar o de leche de almendras sin azúcar

EJERCICIOS

- Cantidad de ejercicios hoy: Mínimo 30 minutos. Si quiere hacer más ¡mucho mejor! ¡Esfuércese todo lo que pueda!

- Escoja una combinación de las opciones siguientes para cumplir con sus requisitos de ejercitación:

  15 minutos trotando al aire libre

  15 minutos caminando/trotando en la estera

  15 minutos en el aparato elíptico

  15 minutos en bicicleta fija o móvil

  15 minutos de natación

  15 minutos en la escaladora

Brincar la cuerda 225 veces

20 minutos de intervalos en la estera

15 minutos de Zumba

15 minutos de *spinning*

15 minutos de cualquier otro tipo de cardio de alta intensidad

15 minutos en el aparato de remo

SEMANA 6 DE SHRED, DÍA 6

COMIDA 1

- 1 pieza de fruta (de ser posible, escoja pera, manzana o naranja)
- Escoja una de las siguientes opciones:

    1 sándwich de queso a la parrilla con pan 100% de grano entero o 100% de trigo entero

    1 tazón pequeño de avena (1½ tazas de avena cocinada)

    2 claras de huevo *o* una tortilla de 1 clara con vegetales en cuadritos (hecho con 2 claras como máximo)

    1 tazón pequeño de cereal sin azúcar con leche de vaca descremada sin grasa o con 1% de grasa

    2 panqueques y 2 tiras de tocino (los panqueques no pueden ser más grandes que un CD, no más de 1½ cucharadas de sirope, un poco de mantequilla, pruebe con tocino de pavo)

    1 tazón pequeño de crema de trigo (1 taza cocinada)

- 1 taza de jugo natural de toronja, manzana o naranja

MERIENDA 1

- 150 calorías

COMIDA 2

- 1 taza de té de hibisco (puede ser frío o caliente)
- Escoja uno de los siguientes:

3 porciones de vegetales (Recuerde que una porción es aproximadamente del tamaño del puño de una persona promedio)

1 ensalada grande de varias lechugas (sin crutones o trocitos de tocino; permitidas 4 cucharadas de aderezo sin grasa o bajo en grasa)

1 batido de proteína (200 calorías o menos)

1 tazón de sopa (200 calorías o menos; sin papa o crema). Algunas buenas opciones: pollo con fideos, verduras, lentejas, garbanzos, guisantes partidos, frijoles negros, crema de tomate, etc. ¡Ojo con el contenido de sodio!

- Si escogió el batido de proteína o la sopa, debe consumir 1 porción de vegetales

- Además del té, puede escoger una de las siguientes opciones de bebidas:

  1 lata de 12 onzas de gaseosa de dieta

  1 taza de limonada (preferiblemente recién exprimida)

  Toda el agua que quiera (con o sin gas)

  1 taza de agua con sabor

  1 taza de jugo (que *no* proceda de concentrado)

  1 taza de té helado sin azúcar

  1 taza de leche de vaca baja en grasa o sin grasa, de leche de soya sin azúcar o de leche de almendras sin azúcar

MERIENDA 2

- Escoja una de las siguientes opciones:

  Mezcla de frutas secas y nueces (½ taza de nueces crudas con semillas de girasol o calabaza y frutas secas)

  2 dátiles rellenos con almendras (quíteles la semilla y sustitúyala con unas cuantas almendras)

  ½ taza de pasas, nueces crudas y una pizca de sal de mar (mezcle todo)

  3 rodajas de tomate y albahaca fresca con un chorrito de aceite de oliva

  ½ pepino cortado en rodajas con un poco de sal de mar, aderezado con una vinagreta sin grasa

1 taza de puré de manzana sin azúcar

10 cerezas mezcladas con un puñado de nueces (anacardos, almendras o nueces)

8 zanahorias *baby* con 2 cucharadas de *hummus*

"Hormigas sobre un tronco" (2 tallos de apio con 1 cucharada de mantequilla de nuez cruda y 1 cucharada de pasas orgánicas)

1 pieza de fruta mediana

Ensalada pequeña de remolacha

1 taza de jugo de remolacha

20 almendras

1 taza pequeña de frutas

8 mitades de albaricoques secos

2 cucharadas de semillas de girasol

4 tostadas de trigo entero o grano entero marca Melba

COMIDA 3

- Escoja de la lista siguiente:

  1 hamburguesa de vegetales (3½ pulgadas de diámetro, ½ pulgada de grosor)

  1 pieza de carne de res magra (5 oz, que no sea frita)

  1 pieza de pollo (5 oz, sin piel, que no sea frito)

  1 pieza de pescado (5 oz, que no sea frito)

  1 pieza de pavo (5 oz, sin piel, que no sea frito)

  1 taza de espagueti con albóndigas

- 1 porción de vegetales

- Media batata asada (sin crema batida u otro tipo de aderezo; puede añadirle 1 cucharadita de mantequilla) *o* ½ taza de arroz (preferiblemente integral, pero puede ser blanco si lo desea)

- Además del jugo de arándano, puede escoger una de las siguientes opciones de bebidas:

1 taza de limonada (preferiblemente recién exprimida)

Toda el agua que quiera (con o sin gas)

1 taza de agua con sabor

1 taza de jugo (que *no* proceda de concentrado)

1 taza de té helado sin azúcar

1 taza de leche de vaca baja en grasa o sin grasa, de leche de soya sin azúcar o de leche de almendras sin azúcar

MERIENDA 3

- 150 calorías

COMIDA 4

- 1 ensalada grande de varias lechugas (sin crutones o trocitos de tocino; permitidas 4 cucharadas de aderezo sin grasa o bajo en grasa)

- 1 taza de sopa

- Escoja una de las siguientes opciones de bebidas. Elija algo diferente a lo que bebió en la comida 3:

    1 taza de limonada (preferiblemente recién exprimida)

    Toda el agua que quiera (con o sin gas)

    1 taza de agua con sabor

    1 taza de jugo (que *no* proceda de concentrado)

    1 taza de té helado sin azúcar

    1 taza de leche de vaca baja en grasa o sin grasa, de leche de soya sin azúcar o de leche de almendras sin azúcar

EJERCICIOS

- Día de descanso. Pero si le inspira hacer algo, hágalo, por favor. Cada minuto de ejercicios quema más calorías y le acerca más a su objetivo. Incluso puede practicar un deporte: que puede ser una manera divertida de quemar calorías sin sentir que está ejercitando.

SEMANA 6 DE SHRED, DÍA 7

COMIDA 1

- 1 taza de agua con limón. Sírvase 8 onzas de agua, ya sea caliente o fría. Tome medio limón y exprímalo directamente en el agua. Si desea, añada ½ cucharadita de azúcar. Mezcle bien y beba.
- 1 pieza de fruta. Ésta puede ser 1 banana, 1 manzana, 1 pera, etc. También puede ser ½ taza de frambuesas, arándanos azules, moras o fresas.
- Escoja una de las siguientes opciones. Su porción debe equivaler a 1 taza cocinada, aproximadamente:
    1 tazón pequeño de avena
    1 tazón pequeño de crema de trigo
    1 tazón pequeño de sémola de maíz
- 1 taza de jugo natural que *no* proceda de concentrado (toronja, manzana, naranja, tomate, zanahoria, etc.)

MERIENDA 1

- 100 calorías o menos

COMIDA 2

- Escoja una de las siguientes. Sea cual sea su opción, debe tener 200 calorías o menos:
    1 licuado de fruta
    1 batido de proteína
    1 tazón de sopa (sin papa o crema). Buenas opciones: pollo con fideos, verduras, lentejas, garbanzos, guisantes partidos, frijoles negros, crema de tomate, etc. ¡Ojo con el contenido de sodio!
- 1 pieza de fruta *o* 1 porción de verduras
- Escoja una de las siguientes opciones de bebidas:

1 lata de 12 onzas de gaseosa de dieta

1 taza de limonada (preferiblemente recién exprimida)

Toda el agua que quiera (con o sin gas)

1 taza de agua con sabor

1 taza de jugo (que no proceda de concentrado)

1 taza de té helado sin azúcar

MERIENDA 2

- 150 calorías o menos

COMIDA 3

- Escoja una de las siguientes opciones; no debe exceder las 250 calorías. De ser posible, escoja algo diferente a lo que eligió para la comida 2. No tiene que hacerlo, pero inténtelo:

    1 batido de leche

    1 licuado de fruta

    1 batido de proteína

    1 batido de vegetales (puede utilizar cualquier vegetal que desee)

    1 tazón de sopa (sin papa o crema). Algunas buenas opciones: pollo con fideos, verduras, lentejas, garbanzos, guisantes partidos, frijoles negros, crema de tomate, etc. ¡Ojo con el contenido de sodio!

- Escoja una de las siguientes opciones de bebidas. Elija algo diferente a lo que bebió en la comida 2:

    1 lata de 12 onzas de gaseosa de dieta

    1 taza de limonada (preferiblemente recién exprimida)

    Toda el agua que quiera (con o sin gas)

    1 taza de agua con sabor

    1 taza de jugo (que *no* proceda de concentrado)

    1 taza de té helado sin azúcar

MERIENDA 3

- 100 calorías o menos

COMIDA 4

- Escoja del grupo A *o* B. *No escoja* de ambos:

    Grupo A: Escoja una de las siguientes opciones:

    > 1 pieza de pollo (5 oz, sin piel, que no sea frito)
    >
    > 1 pieza de pescado (5 oz, que no sea frito)
    >
    > 1 pieza de pavo (5 oz, sin piel, que no sea frito)

    Su opción tendrá como acompañantes ½ taza de arroz integral y 1 porción de vegetales

    Grupo B: Puede comer ambas opciones:

    > 1 porción de lasaña (con o sin carne) de 4 pulgadas x 2 pulgadas x 1 pulgada de grosor
    >
    > 1 porción de vegetales

- Escoja una de las siguientes opciones de bebidas, debe ser distinta a la que escogió para las comidas 2 y 3:

    > 1 lata de 12 onzas de gaseosa de dieta
    >
    > 1 taza de limonada (preferiblemente recién exprimida)
    >
    > Toda el agua que quiera (con o sin gas)
    >
    > 1 taza de agua con sabor
    >
    > 1 taza de jugo (que *no* proceda de concentrado)
    >
    > 1 taza de té helado sin azúcar

EJERCICIOS

- Cantidad de ejercicios hoy: Mínimo 30 minutos. Si quiere hacer más ¡mucho mejor! ¡Esfuércese todo lo que pueda!

- Escoja una combinación de las opciones siguientes para cumplir con sus requisitos de ejercitación:

    > 15 minutos trotando al aire libre
    >
    > 15 minutos caminando/trotando en la estera
    >
    > 15 minutos en el aparato elíptico
    >
    > 15 minutos en bicicleta fija o móvil
    >
    > 15 minutos de natación
    >
    > 15 minutos en la escaladora
    >
    > Brincar la cuerda 225 veces

20 minutos de intervalos en la estera

15 minutos de Zumba

15 minutos de *spinning*

15 minutos de cualquier otro tipo de cardio de alta intensidad

15 minutos en el aparato de remo

CAPÍTULO 9

Meriendas SHRED

Este capítulo es tan vital para el programa SHRED como los demás. Las meriendas ocupan un papel fundamental en el éxito de este plan. Muchas personas no comprenden lo que son las meriendas. El programa SHRED pone las cosas en su lugar y demuestra cómo las meriendas pueden ayudarle a perder peso en vez de aumentarlo. La clave para aprovechar al máximo las meriendas es comprender que no son comidas sino puentes entre las mismas. Muchas personas ingieren en una "merienda" la cantidad de calorías que debe haber en una comida; en otras palabras, terminan haciendo una comida y no una merienda.

Aunque hay muchos factores que juegan un papel importante en la pérdida exitosa de peso, las calorías siempre ocuparán un lugar fundamental. Evitar las exageraciones en la ingestión calórica es vital para el éxito, y las meriendas son un área en la que muchos cometen errores. El consumo de demasiadas calorías durante una merienda sólo incrementa el total del día, y esto, inevitablemente, llevará a un aumento de peso y al fracaso del programa. Las meriendas no son obligatorias en el plan SHRED, pero le aconsejamos que las implemente pues contribuyen a evitar los accesos de apetito, evitando así que consuma demasiadas calorías en la próxima comida.

Las meriendas también son útiles debido a un concepto al que me gusta llamar "distribución de calorías". Le demostraré el concepto con una ilustración. Supongamos que hay dos personas: Clara y Juana. Ambas consumen 2,000 calorías cada día; sin embargo, lo hacen de forma diferente. Clara consume gran parte de sus calorías en la primera mitad del día, mientras que Juana lo hace en la segunda mitad.

Clara	8:00 AM - 3:00 PM	3:00 PM - 10:00 PM
	1,200 calorías	800 calorías

Juana	8:00 AM - 3:00 PM	3:00 PM - 10:00 PM
	800 calorías	1,200 calorías

Clara también distribuye sus calorías de forma diferente: hace cuatro comidas y tres meriendas. Juana, por su parte, sólo hace tres comidas y dos meriendas.

Clara	Comida 1	Merienda 1	Comida 2	Merienda 2	Comida 3	Comida 4	Merienda 3
	450 cal	100 cal	450 cal	150 cal	400 cal	350 cal	100 cal

Juana	Comida 1	Merienda 1	Comida 2	Merienda 2	Comida 3
	300 cal	300 cal	500	300 cal	600 cal

En el ejemplo anterior, si bien ambas mujeres ingirieron las mismas cantidades de calorías en un día dado, varias investigaciones revelan que distribuir las calorías en más comidas y meriendas es ventajoso pues ayuda a mantener uniformes los niveles hormonales. Por lo tanto, lo que importa no siempre es cuánto se come sino cómo se come. Elija meriendas que de la lista que encontrará en este capítulo o de otras fuentes, siempre y cuando se mantengan dentro de la cantidad de calorías establecidas. Merendar es algo aceptable y se debe disfrutar, pero recuerde que es sólo un puente entre comidas, un medio de apaciguar los excesos de apetito hasta la próxima comida. No exagere, se aprende a elegir estratégicamente, merendar le ayudará a lograr sus objetivos.

A continuación encontrará dos listas; una contiene meriendas de 150 calorías y la otra con 100. Haga uso de ellas para satisfacer los requisitos de merienda durante cada semana del ciclo.

MERIENDAS DE 150 CALORÍAS

▶ 20 uvas con 15 cacahuetes

▶ Un palito de queso *mozzarella* y 7 galletas *Honey sesame* marca TLC

▶ Puré de manzana y cereal: 1 bolsita de puré de manzana y ½ taza de cereal seco

▶ *Hummus* y pepinos: corte la mitad de un pepino grande y combínelo con 2 cucharadas de *hummus*

▶ Kiwi y avena: corte un kiwi en rodajas y cómalo con ½ taza de cereal de avena

▶ Banana en rodajas con tres galletas Triscuits

▶ ¾ de taza de edamame al vapor (frijoles *baby* de soya)

▶ Palillos de sandía: tome 6 palillos de dientes y en cada uno coloque 1 cuadrito de sandía, 1 cuadrito pequeño de queso feta y 1 rodaja de pepino

▶ Fresas con chocolate: 1 taza de fresas enteras sumergidas en 1 cucharada de pedacitos de chocolate semidulce derretidos

▶ Una barrita 18 Rabbits Bunny Bar

▶ 45 pistaches sin corteza

▶ Media manzana con 1 cucharada de mantequilla de cacahuete natural

▶ 8 galletas *Wheat thins* marca Kashi con una cuña de queso *light* marca Laughing Cow

▶ 1 taza de chícharos tiernos en vaina con 3 cucharadas de *hummus*

▶ Una pera mediana con 1 taza de leche baja grasa o descremada

▶ Fresas cubiertas con chocolate oscuro: 1 onza de pedacitos de chocolate oscuro derretido y ¾ de taza de fresas (de 5 a 6 medianas)

▶ 3 galletas de centeno o galletas *Wheat Thins* y 2 cucharadas de queso *light* para untar

- *Baby Burrito:* tortilla de maíz de 6 pulgadas de diámetro, 2 cucharadas de dip de frijoles y 2 cucharadas de salsa
- Sopa de minestrone: ½ lata de sopa de minestrone con 2 cucharaditas de queso parmesano rallado
- ¼ de taza de queso *cottage* bajo en grasa y ¼ de taza de piña fresca
- 1 paquete de avena instantánea *Low sugar* marca Quaker (prepare con agua)
- ½ taza de semillas de calabaza tostadas (no les quite la corteza)
- 7 aceitunas rellenas con una cucharada de queso azul
- 5 rollitos de sushi con arroz integral y verduras
- 1 onza de pretzels y 1 cucharadita de salsa *Honey mustard* marca French's
- 2 galletas *Graham* con 8 onzas de leche descremada
- 4 lascas de pavo y 1 manzana mediana rebanada
- ½ aguacate mediano espolvoreado con sal de mar
- 1 papa pequeña asada coronada con salsa
- 1 taza de yogur con frutas y 1 cucharada de granola
- 15 anacardos tostados y con sal
- 1 sándwich de helado marca Skinny Cow
- 1 envase pequeño de pudín de mandioca
- 1 papaya mediana rociada con jugo de limón
- 15 Tostitos Scoop horneados y 2 cucharadas de dip de frijoles
- Mantequilla de cacahuete y jalea: ½ pan *English Muffin* de grano entero, 1 cucharada de mantequilla de cacahuete y jalea sin azúcar
- 10 mitades de nueces y un kiwi en rodajas
- Pizza de pan *English Muffin*: pan *English Muffin* de trigo entero con 1 cucharada de salsa de tomate, 1 cucharada de queso bajo en grasa de su preferencia y 1 cucharada de queso parmesano. Hornear en broil.
- Ensalada de huevo: 1 huevo entero, ½ cucharadita de mayonesa baja en grasa y especias untado sobre la mitad de una tostada de trigo entero o *bagel* de grano entero
- Queso *cottage* y mantequilla de almendras: ½ taza de queso *cottage* sin sal de 1% mezclado con 1 cucharada de mantequilla de almendras

- 5 dátiles sin semillas rellenos con 5 almendras enteras
- Arándanos azules y sorbete: ½ taza de sorbete de fruta con ½ taza de arándanos
- 10 zanahorias *baby* mezcladas con 2 cucharadas aderezo *light*
- *Wrap* de pavo: 2 lascas de pechuga de pavo, *flatbread* de grano entero, tomates y pepinos en rodajas y lechuga
- 1 barrita de desayuno marca Quaker
- 4 galletitas de jengibre marca Nabisco
- 1 barrita de granola *Oats'n honey* marca Nature Valley
- ½ aguacate
- ¾ de taza de fresas cortadas en mitades, coronadas con 3 cucharadas de crema batida *light* marca Cool Whip
- 1 mango mediano
- 6 higos secos
- Rodajas de pimiento "cargadas": 1 taza de rodajas de pimiento rojo dulce, con ¼ de taza de frijoles negros calentados y 1 cucharada de guacamole
- 1 papa asada pequeña coronada con una mezcla de salsa y 1 cucharada de queso *cheddar* bajo en grasa
- 1½ tazas de sandía en cuadritos
- 1 lata de atún, drenado en agua, sazone a gusto
- 2 barritas de fruta congeladas
- 4 empanadillas chinas untadas con 2 cucharaditas de salsa de soya baja en sodio
- ¾ de taza de coliflor asada con una pizca de sal de mar
- 25 uvas rojas sin semilla congeladas
- 1 barrita de frutas marca Mother Earth
- ½ sándwich de mantequilla de cacahuete y jalea
- Garbanzos asados: ½ taza de garbanzos mezclados con 2 cucharadas de aceite de oliva; colocar sobre bandeja de hornear y échele un poco de sal; hornee a 350 grados de 12 a 15 minutos
- 12 tortilla *chips* horneados y ½ taza de salsa
- 21 almendras crudas

- ▶ Tomates rellenos: 10 tomates uva cortados a la mitad y rellenos con una mezcla de ¼ de taza de queso ricota con poca grasa, 1 cucharada de aceitunas negras cortadas en rodajas, y una pizca de pimienta negra
- ▶ ½ taza de puré de manzana sin azúcar mezclada con 10 mitades de nueces pacanas
- ▶ 2 cucharadas de *hummus* untadas en 4 galletas
- ▶ Barrita de granola con almendra y linaza marca Kashi
- ▶ 1½ tiras de queso bajo en grasa
- ▶ 1 paquete de avena instantánea coronado con frutas frescas
- ▶ ½ taza de semillas de calabaza tostadas, con un poco de sal al gusto
- ▶ 2 onzas de carne seca de pavo
- ▶ Un poco más de ¼ de taza de albaricoques secos
- ▶ ½ taza de pistachos con cáscara
- ▶ 2 bolitas de sorbete de fruta
- ▶ 9 piezas de almendras cubiertas con chocolate
- ▶ Rodajas de banana congelada
- ▶ *Pretzels* cubiertos de chocolate: 3 *pretzels* de miel cubiertos con piezas de chocolate semidulce derretido en un horno microondas. Una vez cubiertos con el chocolate, coloque los *pretzels* en el congelador hasta que el chocolate se endurezca.
- ▶ 1 pudín de chocolate pequeño
- ▶ 4 galletitas con chispitas de chocolate, el tamaño de las galletas debe ser un poco más grande que una ficha de póker
- ▶ 50 galletitas *Goldfish* marca Pepperidge Farm
- ▶ 9 galletas Ritz
- ▶ 12 galletas saladas
- ▶ 4 sándwiches de galleta salada con jalea: tome 8 galletas saladas, unte jalea sin azúcar en cuatro de ellas y cúbralas con las otras cuatro galletas
- ▶ 5 galletas Ritz untadas ligeramente con mantequilla de cacahuete
- ▶ 1 taza de tomates uva
- ▶ ½ panecillo de arándanos azules
- ▶ 1 pudín de chocolate sin azúcar marca Jell-O con 5 fresas rebanadas y una cucharada de crema batida

- 2 tazas de palomitas de maíz espolvoreadas con queso parmesano, las palomitas deben hacerse en microondas o en un aparato que no requiera aceite
- 1½ tazas de uvas congeladas
- Ensalada mediterránea: corte en cuadritos 1 tomate, 1 pepino mediano, 1/2 cebolla morada. Espolvoréeles 2 cucharadas de queso feta bajo en grasa
- Golosina de sandía: 1 taza de sandía en cuadritos con 2 cucharadas de queso feta desmenuzado
- 1 manzana grande en rodajas. Espolvoréele canela
- Sabroso pimiento: rebane un pimiento dulce y déjelo adobar en 1 cucharada de vinagre balsámico, sal y pimienta
- 2 trozos de pepinillos en conserva *Kosher dill* marca Vlasic
- Ensalada de atún: mezcle 1 lata de atún *light* en agua con 1 cucharada de mayonesa baja en grasa y 1 pepinillo dulce en cuadritos
- 1 taza de cereal seco marca Cheerios
- 2 barritas de jugo de frutas marca Dole
- 1 barrita de helado *Crunch* bajo en grasa marca Nestle
- ½ taza de helado de vainilla bajo en grasa marca Breyers
- 1 barrita de granola con mantequilla de cacahuete y chispitas de chocolate marca Quaker
- 1 barrita de granola con mantequilla de cacahuete marca Nature Valley
- ⅛ rodaja de pastel *Golden* marca Entenmann's
- ⅛ rodaja de pastel de chocolate marca Entenmann's
- 2 paletas de sorbete de fruta (Popsicles)
- 2 paletas de sorbete de chocolate (Fudgesicles)

MERIENDAS DE 100 CALORÍAS

- Banana con chocolate: ½ banana congelada sumergida en dos cuadrados de chocolate oscuro derretido
- ½ taza de yogur griego sin grasa con una pizca de canela y 1 cucharadita de miel

- ► Rodajas de piña de 2¼ de pulgada de grosor, a la parrilla o salteadas
- ► 1 taza de arándanos azules coronados con 2 cucharadas de crema batida
- ► Higos rellenos: dos higos secos pequeños rellenos con 1 cucharada de queso ricota bajo en grasa y espolvoreados con canela
- ► Ensalada de cítricos y frutillas: 1 taza de ensalada de frutillas mixtas (frambuesas, fresas, arándanos azules y moras) aderezada con una cucharada de jugo de naranja acabado de exprimir
- ► 2 galletas *Graham* untadas con 1 cucharadita de mantequilla de cacahuete y espolvoreadas con canela
- ► 10 zanahorias *baby* con 2 cucharadas de *hummus*
- ► Tomates empanados con queso: dos tomates italianos asados rebanados y coronados con 2 cucharadas de migas de pan tostado y espolvoreados con queso parmesano
- ► *Chips* de col rizada: ½ taza de col rizada cruda (sin los tallos) horneada con una cucharadita de aceite de oliva a 400 grados hasta estar crujiente
- ► Sándwich de pepino: ½ pan *English Muffin* con 2 cucharadas de queso *cottage* y 3 rodajas de pepino
- ► ⅓ taza de guisantes Wasabi
- ► Ensalada de pepino: un pepino grande (en rodajas) con 2 cucharadas de cebolla morada y 2 cucharadas de vinagre de manzana
- ► Ensalada de garbanzos: ¼ de taza de garbanzos con 1 cucharada de cebollinos cortados en rodajas, un chorro de jugo de limón y ¼ de taza de tomates cortados en cuadritos
- ► 15 barritas de *pretzels* miniatura con 2 cucharadas de queso crema sin grasa
- ► Frijoles negros picantes: ¼ de taza de frijoles negros con 1 cucharada de salsa y 1 cucharada de yogur griego sin grasa
- ► Aproximadamente 40 galletas *Goldfish* marca Pepperidge Farm
- ► 1 palito de queso *mozzarella* sin grasa con media manzana (del tamaño de una pelota de béisbol) en rodajas
- ► 3 albaricoques secos rellenos con 1 cucharada de queso azul desmenuzado

- ▶ Queso *cottage* tropical: ½ taza de queso *cottage* sin grasa con ½ taza de mango y piña frescos, cortados
- ▶ Ensalada de fresas: 1 taza de espinaca cruda con ½ taza de fresas rebanadas y 1 cucharada de vinagre balsámico
- ▶ Ensalada crujiente de col rizada: 1 taza de hojas de col rizada cortadas con 1 cucharadita de miel y 1 cucharada de vinagre balsámico
- ▶ Rollitos de pavo: cuatro lascas de pavo ahumado enrolladas y sumergidas en 2 cucharaditas de salsa *Honey mustard*
- ▶ Tomates griegos: un tomate (del tamaño de una pelota de tenis aproximadamente) cortado y mezclado con 1 cucharada de queso feta y un chorrito de jugo de limón
- ▶ ¼ de taza de granola baja en grasa
- ▶ ½ taza de cereal de avena tostada
- ▶ 1½ taza de arroz inflado
- ▶ ½ taza de cereal marca Raisin Bran
- ▶ 7 galletas de animalitos, naturales
- ▶ 1½ láminas de galletas *Graham*
- ▶ ½ lámina de Matzos (panes ácimos en láminas)
- ▶ 25 galletas marca Oyster
- ▶ 7 galletas saladas
- ▶ ¾ de taza de zanahorias cocinadas
- ▶ 1 zanahoria grande cruda
- ▶ 2 tallos de apio
- ▶ 1 pepino mediano
- ▶ 1 taza de lechuga con 2 cucharadas de aderezo sin grasa
- ▶ 1 papa asada (2 oz)
- ▶ ½ taza de papas hechas puré con leche y mantequilla
- ▶ 1 tomate mediano con una pizca de sal
- ▶ 6 almejas grandes
- ▶ 3 onzas de bacalao cocinado
- ▶ 3 onzas de cangrejo fresco cocinado
- ▶ ½ taza de cangrejo enlatado
- ▶ 1½ onzas de halibut fresco del Atlántico cocinado
- ▶ 2 onzas de langosta cocinada

- 2 onzas de mejillones cocinados
- 6 ostras
- 2 onzas de salmón fresco del Atlántico cocinado
- 2 onzas de salmón ahumado
- 2 onzas de vieiras de bahía cocinadas
- 4 vieiras grandes de agua salada cocinadas
- 2 onzas de atún de aleta amarilla (rabil) fresco cocinado
- 3 onzas de atún enlatado en agua
- 14 almendras
- 10 anacardos
- 2 cucharadas de semillas de linaza
- 25 cacahuetes secos, tostados
- 24 cacahuetes tostados en aceite
- 17 nueces pacanas
- 2 cucharadas de semillas de amapola
- 2 cucharadas de semillas de calabaza
- 2 cucharadas de semillas de girasol
- 6 albaricoques secos
- Gelatina sin azúcar marca Jell-O con una cucharada de helado
- 25 cerezas
- Barra de cereal con chispitas de chocolate marca Special K
- 1 taza de crema de tomate
- 3 galletas untadas ligeramente con mantequilla de cacahuete
- 3 palitroques medianos con *hummus*
- 1 huevo duro con sal y pimienta al gusto
- 2 melocotones (duraznos) pequeños
- 1 taza de fresas
- 1 papa pequeña asada
- 1 mazorca de maíz mediana con especias
- 30 uvas
- ½ taza de puré de manzana sin azúcar con 1 rebanada de tostada de trigo entero cortada en 4 piezas para sumergir en el puré
- 4-6 onzas de yogur sin grasa o bajo en grasa

- 3 rodajas de piña en su jugo natural
- 3 cuñas de papa asada al horno
- 1 galleta de arroz inflado con 1 cucharada de guacamole
- 1 taza de rábanos, rebanados o cortados en cuadritos
- 4 lascas de mortadela sin grasa marca Oscar Mayer
- Yogur congelado sin grasa ni azúcar
- Alcachofas, cada una tiene 16 calorías
- 1 taza de calabacita en rodajas sazonada al gusto
- 1 taza de sopa de pollo con fideos
- ½ taza crema de almejas
- ¾ taza de sopa de minestrone
- 1 nectarina
- 1½ tazas de arvejas dulces
- 2 lascas de pechuga de pavo
- 1 tomate mediano rebanado en rodajas con una pizca de queso feta y aceite de oliva
- 8 camarones pequeños con 3 cucharadas de salsa de cóctel
- 1 cucharada de cacahuetes y 2 cucharadas de arándanos secos
- 1 taza de frambuesas con 2 cucharadas de yogur natural
- 20 aceitunas
- 1 taza de sopa de miso
- 3 tallos de apio rellenos con queso *cottage*
- Hongo portobello relleno con vegetales asados y 1 cucharada de queso rallado bajo en grasa
- Toronja mediana espolvoreada con ½ cucharada de azúcar
- 6 higos
- 20 uvas con 15 cacahuetes
- ½ libra de ensalada de fruta
- 4 dátiles
- 1 batata pequeña asada
- 1 lata de jugo de verduras bajo en sodio marca V-8
- 1 granada fresca

▶ 3 tazas de palomitas de maíz, las palomitas deben hacerse en micro-ondas o en un aparato que no requiera aceite

▶ 2 tazas de ramilletes de brócoli

▶ 1 pepino grande en rodajas

▶ 1 tira de queso bajo en grasa

▶ Salsa de frijoles negros sobre 3 rodajas de berenjena

▶ 2 onzas de carne de res asada sin grasa

▶ 1 *waffle* belga de siete granos

▶ 4 galletas de arroz inflado miniatura con 2 cucharadas de queso *cottage* bajo en grasa

▶ 1 paquete de 100 calorías de *pretzels* salados cubiertos con chocolate marca Nabisco

▶ 1 pudín de chocolate marca Kraft

CAPÍTULO 10
Recetas de licuados SHRED

Los licuados son algo espectacular. Son una forma conveniente y sabrosa de consumir frutas y verduras y le permiten un gran control sobre la cantidad de calorías que consume. A lo largo del programa SHRED se le ofrecen opciones para elegir un licuado para ciertas comidas. Hacer su propio licuado es muy simple, sólo necesita una licuadora común y corriente y cinco minutos, que es lo que demora la mayor parte de estas recetas de comienzo a fin. Quizá no siempre pueda hacer sus propios licuados; no hay problema alguno en que alguien más los haga, pero asegúrese de que la cantidad de calorías se mantenga dentro de los parámetros del menú. Esto es algo sumamente importante.

Cuando usted haga su licuado, preste atención a cuántas porciones da la receta. Algunas recetas rendirán para dos porciones o más, mientras que otras sólo le darán una. Usted debe consumir una sola porción por comida; por lo tanto, si la receta da para más de una, guarde el sobrante en el refrigerador para beber después.

Siga las recetas lo más al pie de la letra que pueda. Tal vez sienta la tentación de añadir azúcar, pero trate de no hacerlo. Si no le queda otra opción, no añada más de una cucharadita en recetas que rinden para dos porciones o más. Verá que algunas recetas pudieran pedir azúcar, en esos casos es completamente aceptable añadirla. Lo más importante es que usted experimente intercambiando frutas y combinando sabores. Hay una gran gama de sabores posibles cuando usted se hace su propio licuado.

NOTA

En las recetas que llevan leche, usted puede usar leche descremada, baja en grasa, de soya, almendra o cabra.

Las frutas congeladas también se pueden usar siempre y cuando no contengan azúcar adicional.

• LICUADO DE FRESA Y MELOCOTÓN (DURAZNO) •

TIEMPO DE PREPARACIÓN: 10 MINUTOS

PORCIONES: 1

MENOS DE 200 CALORÍAS

¼ de taza de leche de soya con sabor a vainilla o leche de vaca baja en grasa
1 bolita (½ taza) de helado de vainilla bajo en grasa

½ taza de fresas congeladas rebanadas o ½ taza de fresas frescas rebanadas y 4 cubos de hielo
1 melocotón (durazno) pequeño, fresco, pelado y rebanado

Vierta la leche en una licuadora y añada el helado, las fresas congeladas o las fresas frescas con el hielo y las rebanadas de melocotón. Licúe hasta que la consistencia sea suave y cremosa.

• "POTENCIA FRUTAL" •

TIEMPO DE PREPARACIÓN: 5 MINUTOS

PORCIONES: 4

MENOS DE 200 CALORÍAS

1 taza de fresas
½ taza de arándanos azules
1 kiwi, pelado y cortado en rodajas
1 banana, pelada y cortada en pedazos

1 taza de cubos de hielo
1 yogur de 8 onzas de melocotón
½ taza de jugo de naranja que no proceda de concentrado

En una licuadora, mezcle las fresas, los arándanos azules, el kiwi, la banana, el hielo, el yogur y el jugo de naranja. Licúe hasta que la consistencia sea suave y uniforme.

• "SANO Y SABROSO" •

TIEMPO DE PREPARACIÓN: 10 MINUTOS

PORCIONES: 1

MENOS DE 200 CALORÍAS

½ banana congelada, pelada y cortada
   en pedazos
½ taza de fresas congeladas
1½ cucharadas de semillas de linaza

½ taza de yogur natural sin grasa
½ taza de leche sin grasa
1 cucharadita de miel

Coloque todos los ingredientes en la licuadora y licúe hasta que la consistencia sea suave y uniforme.

• LICUADO DE FRESA Y PIÑA •

TIEMPO DE PREPARACIÓN: 5 MINUTOS

PORCIONES: 2

MENOS DE 200 CALORÍAS

1 taza de fresas congeladas
¾ de taza de jugo de piña (que no
   proceda de concentrado)
¾ de taza de leche

1 cucharada de azúcar blanca
½ taza de yogur de vainilla
6 cubos de hielo

Mezcle las fresas, leche, jugo de piña, yogur de vainilla, azúcar y el hielo en una licuadora hasta que la consistencia sea suave y uniforme.

• LICUADO DE LIMÓN Y FRUTILLAS •

TIEMPO DE PREPARACIÓN: 5 MINUTOS

PORCIONES: 4

MENOS DE 200 CALORÍAS

1 taza de arándanos azules frescos
1 taza de fresas frescas
1 yogur sin grasa de 8 onzas de
   arándanos azules

1½ tazas de leche descremada
1 taza de cubos de hielo
Jugo de ½ limón

Coloque los arándanos azules, fresas, yogur, leche y cubos de hielo en una licuadora y exprima el limón sobre la mezcla. Licúe hasta que la consistencia sea suave y uniforme.

• "FRUTILLAS DELICIOSAS" •

TIEMPO DE PREPARACIÓN: 5 MINUTOS

PORCIONES: 4

MENOS DE 200 CALORÍAS

2 tazas de frutillas mixtas congeladas
1 banana mediana, pelada y en rodajas
1 taza de leche

1 taza de yogur de fresa
½ cucharadita de azúcar blanca
   (opcional)

En una licuadora, combine las frutillas, el banana, la leche, el yogur de fresa y el azúcar. Tape la licuadora y licúe hasta que la consistencia sea suave y uniforme.

• LICUADO DE MORAS DULCES •

TIEMPO DE PREPARACIÓN: 5 MINUTOS

PORCIONES: 1

MENOS DE 200 CALORÍAS

½ taza de cubos de hielo

½ banana, pelado y en rodajas

½ taza de yogur

½ taza de moras (frescas o congeladas)

1 cucharada de azúcar (opcional)

Licúe el hielo con la banana y el yogur hasta que estén suaves. Añada las moras y el azúcar y licúe a baja velocidad hasta que la consistencia sea suave y uniforme.

• "JAZZY RAZZY" DE FRAMBUESA •

TIEMPO DE PREPARACIÓN: 5 MINUTOS

PORCIONES: 3

MENOS DE 200 CALORÍAS

1 taza de frambuesas frescas o congeladas sin azúcar

1 banana pequeña, madura, pelada y cortada en pedazos

½ taza de jugo de manzana que no proceda de concentrado

1 taza de leche

½ taza de yogur de frambuesa

Combine los ingredientes en una licuadora. Licúe hasta que la consistencia sea suave y uniforme.

• LICUADO DE MANGO "A SU AIRE" •

TIEMPO DE PREPARACIÓN: 5 MINUTOS

PORCIONES: 1

MENOS DE 200 CALORÍAS

½ taza de mango congelado en cuadritos

3 cucharadas de yogur natural sin grasa

⅔ de taza de leche descremada

½ cucharadita de azúcar o
   ½ cucharadita de miel

4 cubos de hielo

En una licuadora, combine el mango congelado, el yogur, la leche y el azúcar o miel con los hielos. Licúe hasta que la consistencia sea suave y uniforme.

• CLÁSICO DE MANGO Y ARÁNDANOS AZULES •

TIEMPO DE PREPARACIÓN: 5 MINUTOS

PORCIONES: 2

MENOS DE 200 CALORÍAS

1 taza de arándanos azules congelados o frescos

1 taza de pedazos de mango

¼ de taza de leche de soya de vainilla, leche de almendras, leche de vaca descremada o agua

1 taza de yogur natural

¼ taza de trocitos de hielo, opcional

Combine todos los ingredientes en una licuadora y licúe hasta que la consistencia sea suave y uniforme. Si usó arándanos frescos el licuado pudiera estar a temperatura ambiente. Refrigere hasta lograr la temperatura deseada. Si quiere beberlo inmediatamente, simplemente añada ¼ de taza de trocitos de hielo a los ingredientes.

• ENERGÉTICO DE MANZANA Y FRUTILLAS •

TIEMPO DE PREPARACIÓN: 5 MINUTOS

PORCIONES: 2

MENOS DE 200 CALORÍAS

½ taza de fresas cortadas (opcional: congeladas)
½ taza de arándanos azules
¼ de taza de yogur natural bajo en grasa

¾ de taza de jugo de manzana, que no proceda de concentrado
2 tazas de trocitos de hielo

Combine todos los ingredientes en la licuadora y licúe a velocidad baja hasta que la consistencia sea suave y uniforme.

• FANTÁSTICO DE MANZANA Y FRUTILLAS •

TIEMPO DE PREPARACIÓN: 5 MINUTOS

PORCIONES: 4

MENOS DE 200 CALORÍAS

1 taza de arándanos azules
1½ tazas de frambuesas
2 manzanas peladas, sin el corazón y cortadas en cuadritos

3 cucharadas de azúcar blanca, opcional
1½ tazas de hielo
½ taza de yogur de vainilla bajo en grasa

Combine todos los ingredientes en una licuadora y licúe hasta que la consistencia sea suave y uniforme.

• LICUADO DE NARANJA Y FRUTILLAS •

TIEMPO DE PREPARACIÓN: 5 MINUTOS

PORCIONES: 2

MENOS DE 200 CALORÍAS

2 naranjas *Navel* peladas, sin semillas y cortadas en pedazos
1 taza de frambuesas frescas o congeladas

1 taza de arándanos azules frescos o congelados
½ taza de yogur natural
½ taza de hielo

Combine todos los ingredientes en una licuadora y licúe hasta que la consistencia sea suave y uniforme.

• DULCE DESINTOXICACIÓN •

TIEMPO DE PREPARACIÓN: 5 MINUTOS

PORCIONES: 2

MENOS DE 200 CALORÍAS

2 tazas de frutillas mixtas congeladas
1 pera, pelada, sin corazón y en rodajas

1 taza de jugo de granada sin azúcar
1 taza de hielo

Combine todos los ingredientes en una licuadora y licúe hasta que la consistencia sea suave y uniforme.

• MÁQUINA DE POTENCIA VERDE •

TIEMPO DE PREPARACIÓN: 5 MINUTOS

PORCIONES: 2

MENOS DE 200 CALORÍAS

½ taza de manzana pelada, sin corazón
y cortada en cuadritos
4 hojas de col rizada, picadas
½ taza de mango cortado en pedazos
6 hojas de lechuga romana, cortadas

¼ de taza de ramas de perejil fresco
1 raíz de jengibre fresca de 1 pulgada,
pelada y cortada en pedazos
1 taza de agua

Combine todos los ingredientes en la licuadora y licúe a velocidad baja hasta que la consistencia sea suave y uniforme. Coloque la mezcla en el refrigerador y sirva bien frío.

• FRESA Y BANANA A LA ANTIGUA •

TIEMPO DE PREPARACIÓN: 5 MINUTOS

PORCIONES: 4

MENOS DE 200 CALORÍAS

3½ tazas de fresas cortadas en pedazos
3 bananas, peladas y en rodajas
1½ tazas de yogur natural bajo en grasa
¼ de taza de jugo de naranja (que no
proceda de concentrado)

¼ de taza de leche de vaca o de soya
1½ cucharadas de miel
1 taza de hielo

Combine todos los ingredientes en una licuadora y licúe hasta que la consistencia sea suave y uniforme.

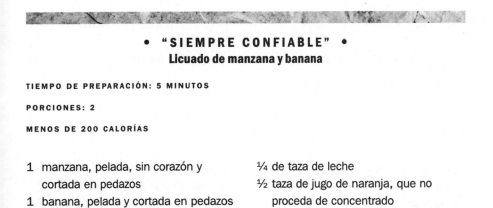

• LICUADO "AUSTRAL" •

TIEMPO DE PREPARACIÓN: 5 min

PORCIONES: 2

MENOS DE 200 CALORÍAS

1 kiwi, pelado y cortado en pedazos
½ taza de piña cortada en pedazos
1 naranja pelada, sin semillas y cortada en pedazos

1 banana pequeña, pelada y en rodajas
7 fresas, cortadas en pedazos
½ taza de yogur natural
1 taza de hielo

Combine todos los ingredientes en una licuadora y licúe hasta que la consistencia sea suave y uniforme.

• "SIEMPRE CONFIABLE" •
Licuado de manzana y banana

TIEMPO DE PREPARACIÓN: 5 MINUTOS

PORCIONES: 2

MENOS DE 200 CALORÍAS

1 manzana, pelada, sin corazón y cortada en pedazos
1 banana, pelada y cortada en pedazos
2 cucharadas de yogur natural bajo en grasa

¼ de taza de leche
½ taza de jugo de naranja, que no proceda de concentrado

Combine todos los ingredientes en la licuadora y licúe a velocidad baja hasta que la consistencia sea suave y uniforme.

• BATIDO DE BANANA •

TIEMPO DE PREPARACIÓN: 5 MINUTOS

PORCIONES 1

250-300 CALORÍAS

1 banana entera, pelada y en rodajas
1 taza de leche

¼ de taza de yogur natural bajo
  en grasa
¼ de taza de trocitos de hielo

Combine todos los ingredientes en la licuadora y licúe a velocidad media para hacer una mezcla de consistencia suave y uniforme.

• LICUADO DE UVAS "POTENCIA PÚRPURA" •

TIEMPO DE PREPARACIÓN: 5 MINUTOS

PORCIONES: 2

MENOS DE 200 CALORÍAS

2 tazas de uvas negras sin semilla
1 taza de yogur bajo en grasa
1 taza de leche

3 cucharadas de azúcar
½ taza de cubos de hielo o hielo picado

Combine todos los ingredientes en la licuadora y licúe a velocidad media hasta que la consistencia sea suave y uniforme.

• *"THE ENERGIZER"*: ARÁNDANOS AZULES Y PERAS •

TIEMPO DE PREPARACIÓN: 5 MINUTOS

PORCIONES: 2

MENOS DE 200 CALORÍAS

1½ peras rojas enteras
1 taza de arándanos azules congelados
1 taza de yogur natural bajo en grasa

1 cucharadita de azúcar
6 cubos de hielo

Corte las peras en pedazos y quíteles las semillas y tallos. Deje la piel porque tiene abundantes nutrientes saludables y sabrosos. Coloque todos los ingredientes en la licuadora y licúe a velocidad media hasta que la consistencia sea suave y uniforme.

• FLUORESCENTE DE NARANJA Y PIÑA •

TIEMPO DE PREPARACIÓN: 5 MINUTOS

PORCIONES: 1

250-300 CALORÍAS

1 taza de pedazos de piña
½ banana congelada, pelada y en rodajas

1 taza de mezcla de jugo de naranja y mandarina, bien frío
¼ de taza de jugo de zanahoria, bien frío

Combine todos los ingredientes en una licuadora y licúe hasta que la consistencia sea suave y uniforme.

• "EL VIRTUOSO" •
Licuado de manzana y pera

TIEMPO DE PREPARACIÓN: 5 MINUTOS

PORCIONES: 2

MENOS DE 200 CALORÍAS

1½ manzanas rojas
1 taza de rebanadas de pera

1 taza de yogur natural bajo en grasa
1 cucharadita de azúcar, opcional
6 cubos de hielo

Corte las manzanas en pedazos y quíteles el corazón. Deje la piel, porque tiene abundantes nutrientes saludables y sabrosos. Coloque todos los ingredientes en una licuadora y licúe hasta que la consistencia sea suave y uniforme.

• LICUADO *"LIGHT"* DE PEPINO •

TIEMPO DE PREPARACIÓN: 7 MINUTOS

PORCIONES: 2

MENOS DE 200 CALORÍAS

1 pepino grande, pelado, sin semillas y cortado en pedazos (1 taza, aproximadamente)
½ taza de arándanos azules congelados

½ taza de yogur natural o de vainilla bajo en grasa
½ cucharada de jugo de lima
½ cucharada de jugo de limón
1 cucharada de miel

Combine todos los ingredientes en una licuadora y licúe hasta que la consistencia sea suave y uniforme.

• ELÍXIR DE FRAMBUESA Y NARANJA •

TIEMPO DE PREPARACIÓN: 7 MINUTOS

PORCIONES: 2

MENOS DE 200 CALORÍAS

1 taza de naranja en cuadritos
1 taza de frambuesas
½ taza de yogur de vainilla

1 cucharada de azúcar o miel
1 taza de hielo

Combine todos los ingredientes en una licuadora y licúe hasta que la consistencia sea suave y uniforme.

• FRESA Y MELOCOTÓN Y MANGO •

TIEMPO DE PREPARACIÓN: 5 MINUTOS

PORCIONES: 2

MENOS DE 200 CALORÍAS

1 taza de fresas congeladas
1 melocotón, pelado, sin semillas y
   rebanado
1 taza de pedazos de mango

¼ de taza de leche
1 taza de yogur natural
¼ de taza de trocitos de hielo, opcional

Combine todos los ingredientes en una licuadora y licúe hasta que la consistencia sea suave y uniforme.

• "TRES EN UNO" •
Licuado de fresa, melocotón y zanahoria

TIEMPO DE PREPARACIÓN: 7 MINUTOS

PORCIONES: 4

MENOS DE 200 CALORÍAS

1 taza de fresas congeladas
1 zanahoria mediana, pelada y en rodajas
1 melocotón, pelado, sin semilla y rebanado

½ taza de yogur natural o de vainilla bajo en grasa
½ cucharada de aceite de linaza
6 cubos de hielo

Combine todos los ingredientes en una licuadora y licúe hasta que la consistencia sea suave y uniforme.

• VIGORIZANTE DE MANZANA Y MELOCOTÓN •

TIEMPO DE PREPARACIÓN: 7 MINUTOS

PORCIONES: 2

MENOS DE 200 CALORÍAS

1½ tazas de manzanas verdes, cortadas en pedazos
3 melocotones medianos, pelados, sin semillas y rebanados

1 cucharada de jugo de limón
½ taza de yogur natural bajo en grasa
1 taza de hielo

Combine todos los ingredientes en una licuadora y licúe hasta que la consistencia sea suave y uniforme.

• AGRIDULCE DE MANZANA Y ARÁNDANOS •

TIEMPO DE PREPARACIÓN: 7 MINUTOS

PORCIONES: 2

250-300 CALORÍAS

1½ tazas de arándanos
1 manzana grande, pelada y cortada
en pedazos

1½ tazas de yogur natural bajo en grasa
1 taza de hielo picado

Combine todos los ingredientes en una licuadora y licúe hasta que la consistencia sea suave y uniforme.

• EL "GRAZZY" •
Licuado de uvas y frambuesa

TIEMPO DE PREPARACIÓN: 5 MINUTOS

PORCIONES: 2

MENOS DE 200 CALORÍAS

1 taza de uvas oscuras sin semilla
1 taza de frambuesas congeladas
½ taza de yogur natural bajo en grasa

1 cucharadita de azúcar, opcional
6 cubos de hielo

Combine todos los ingredientes en una licuadora y licúe hasta que la consistencia sea suave y uniforme.

CAPÍTULO 11

Recetas de batidos de proteína SHRED

• EL "SUPER PROTEICO" •

TIEMPO DE PREPARACIÓN: 5 MINUTOS

PORCIONES: 2

200-250 CALORÍAS

¼ de taza de proteína en polvo sabor de vainilla (use suero aislado o hidrolizado)

12 onzas de leche de almendra (o leche de vaca baja en grasa o sin grasa)

4 fresas congeladas (o frescas)

¼ de taza de arándanos azules congelados (o frescos)

1 cucharadita de miel

2 cucharadas de yogur de vainilla bajo en grasa

4 cubos de hielo

Coloque todos los ingredientes en la licuadora y licúe primero a velocidad media y luego a velocidad alta hasta que la consistencia sea suave y uniforme.

• "MANÍA AZUL" •

TIEMPO DE PREPARACIÓN: 5 MINUTOS

PORCIONES: 2

200-250 CALORÍAS

¼ de taza de proteína en polvo sabor de vainilla (use suero aislado o hidrolizado)

12 onzas de leche de almendra (o leche de vaca baja en grasa o sin grasa)

¼ de taza de moras congeladas (o frescas)

¾ de taza de arándanos azules congelados (o frescos)

2 cucharadas de yogur de vainilla bajo en grasa

½ cucharadita de miel

4 cubos de hielo

Coloque todos los ingredientes en la licuadora y licúe primero a velocidad media y luego a velocidad alta hasta que la consistencia sea suave y uniforme.

• "AMANTES DEL CHOCOLATE" •

TIEMPO DE PREPARACIÓN: 5 MINUTOS

PORCIONES: 2

MENOS DE 200 CALORÍAS

¼ de taza de proteína en polvo sabor de chocolate (use suero aislado o hidrolizado)

1 cucharada de cacao en polvo

½ banana mediana, congelada, pelada y en rodajas

¼ de taza de leche de chocolate baja en grasa o descremada

¼ de taza de leche baja en grasa

4 cubos de hielo

Coloque todos los ingredientes en la licuadora y licúe primero a velocidad media y luego a velocidad alta hasta que la consistencia sea suave y uniforme.

• "REVOLUCIÓN ROJA" •

TIEMPO DE PREPARACIÓN: 5 MINUTOS

PORCIONES: 2

200-250 CALORÍAS

¼ de taza de proteína en polvo sabor de vainilla (use suero aislado o hidrolizado)

12 onzas de leche de almendra (o leche de vaca baja en grasa o sin grasa)

4 fresas congeladas (o frescas)

½ taza de frambuesas congeladas (o frescas)

1 cucharadita de azúcar (o ½ cucharadita de néctar de agave)

2 cucharadas de yogur de vainilla bajo en grasa

4 cubos de hielo

Coloque todos los ingredientes en la licuadora y licúe primero a velocidad media y luego a velocidad alta hasta que la consistencia sea suave y uniforme.

• EL "TROPICAL" •

TIEMPO DE PREPARACIÓN: 5 MINUTOS

PORCIONES: 2

200 CALORÍAS

¼ de taza de proteína en polvo sabor de vainilla (use suero aislado o hidrolizado)

1 taza de piña congelada

½ taza de arándanos azules congelados

¾ de taza de leche de almendra de vainilla sin azúcar

1 cucharada de leche de coco sin azúcar

Coloque todos los ingredientes en la licuadora y licúe primero a velocidad media y luego a velocidad alta hasta que la consistencia sea suave y uniforme.

CAPÍTULO 12

Recetas de sopas y cocidos SHRED

La mayor parte de estas recetas sencillas y económicas se puede hacer en 30 minutos o menos. Usted puede usarlas como base para después experimentar sustituyendo ingredientes; sólo debe asegurarse de que está consciente de la cantidad de calorías en juego. Por ejemplo, no sustituya un caldo de pollo por una salsa con crema. Las sopas y los cocidos sencillos son una forma magnífica de llenarse con menos calorías. Si hay ciertos ingredientes que no le gustan o le causan alergias, no dude en personalizar la receta, dentro de lo razonable, para satisfacer sus necesidades.

En estas recetas, el producto terminado tendrá múltiple porciones. Es vital que recuerde que sólo debe consumir una porción en cada comida. Lo que sobre, refrigérelo para su uso posterior. La porción de estas sopas y cocidos equivale aproximadamente a 1 y 1½ tazas. Si consume dentro de estos límites todo marchará bien. *¡Bon appétit!*

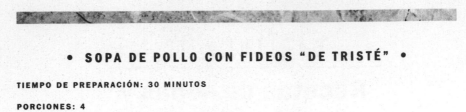

• SOPA DE POLLO CON FIDEOS "DE TRISTÉ" •

TIEMPO DE PREPARACIÓN: 30 MINUTOS

PORCIONES: 4

MENOS DE 200 CALORÍAS

1½ tazas de fideos de huevo, anchos
1 cucharada de mantequilla
½ taza de cebolla picada
½ taza de apio picado
¾ de taza de zanahorias en rodajas
1½ tazas de pollo cocinado, cortado en
  cuadritos

6 tazas de caldo de pollo
1½ tazas de caldo de verduras
¼ de taza de agua
½ cucharadita de albahaca seca
½ cucharadita de orégano seco
1 cucharadita de sazón para pollo
1 cucharadita de sal
Sal y pimienta al gusto

Ponga a hervir una cazuela grande de agua. Añada los fideos de huevo y hierva hasta que estén blandos (5-10 minutos). Drene y deje reposar.

En una cazuela grande, derrita la mantequilla. Cocine la cebolla y el apio en la mantequilla hasta que estén blandos. No los cocine demasiado. Añada la zanahoria, el pollo, el caldo de pollo y el de verduras, el agua, albahaca, orégano, sazón para pollo, sal y pimienta. Ponga a hervir, reduzca el fuego y deje cocinar a fuego lento por 15 minutos antes de servir.

• SOPA DE VERDURAS "DE BONNIE" •

TIEMPO DE PREPARACIÓN: 30 MINUTOS

PORCIONES: 4

MENOS DE 200 CALORÍAS

3 cucharaditas de aceite de oliva
1 cebolla mediana, picada en cuadritos
Sal Kosher al gusto
Pimienta al gusto
1 tallo de apio, en cuadritos
2 zanahorias medianas, en cuadritos
2 dientes de ajo medianos, pelados y
  picados finamente
2 cucharadas de harina
¼ de taza de granos de maíz
¼ de taza de hojas de perejil cortadas
1 hoja de laurel (opcional)

1 pizca tomillo seco (opcional)
3 tazas de caldo de pollo o caldo
  de verduras
¾ de libra de papas blancas,
  en cuadritos
¼ de taza de guisantes
¼ de taza de hongos
¼ de taza de pimientos rojos cortados
  en pedazos
¼ de taza de pimientos rojos dulces
  picados
1 taza de tomates pelados, sin semillas
  y cortados en pedazos

Caliente el aceite de oliva en una sartén grande. Añada la cebolla, sazone con sal y pimienta. Incorpore el apio, la zanahoria y el ajo. Cocine y revuelva hasta que las verduras estén blandas y comiencen a dorarse, aproximadamente 7 minutos. Añada la harina y cocine un minuto más revolviendo constantemente. Sazone con sal y pimienta.

Añada el maíz, perejil, hoja de laurel y tomillo, si los va a usar. Vuelva a sazonar con sal y pimienta y cocine durante otros 5 minutos.

Añada el caldo, las papas, guisantes, hongos, pimientos y tomates. Ponga la sopa a hervir, reduzca a fuego lento, dejando cocinar a fuego lento, sin tapar. Cocine hasta que las papas se puedan pinchar fácilmente con un tenedor, alrededor de 15 minutos. Saque la hoja de laurel si la usó. Sazone con sal y pimienta a gusto y sirva.

• GUISO DE POLLO, FRIJOLES Y ARROZ •

TIEMPO DE PREPARACIÓN: 60 MINUTOS

PORCIONES: 2

200-300 CALORÍAS

4 onzas de pechuga de pollo sin piel ni huesos

2 tazas de arroz integral cocinado

½ taza de frijoles rojos o negros cocinados o ½ taza de frijoles negros o rojos enlatados, enjuagados y drenados

½ taza de cebolla blanca cortada en pedazos

2 cucharaditas de *ketchup*

1 cucharadita de mostaza Dijon

1 cucharadita de salsa inglesa

½ cucharada de azúcar morena

Precaliente el horno a 375°F.

Combine todos los ingredientes en una cacerola que se pueda meter en el horno. Mezcle hasta que todos los ingredientes estén bien combinados. Hornee sin tapar de 55 a 60 minutos y sirva.

• SOPA INVERNAL DE MAÍZ •

TIEMPO DE PREPARACIÓN: 30 MINUTOS

PORCIONES: 4

250-300 CALORÍAS

½ taza de tocino cortado en cuadritos
2 papas medianas, peladas y cortadas en cuadritos
½ cebolla mediana, cortada en cuadritos
1½ tazas de maíz cremoso

1 taza de granos de maíz
1 taza de agua
1 cucharadita de sal
Pimienta negra molida a gusto
1 taza de leche entera

Cocine el tocino en una cazuela grande hasta que esté crujiente. Drene y desmenuce el tocino. Deje alrededor de 1 cucharada de grasa en la cazuela.

Añada las papas y la cebolla a la cazuela con el tocino desmenuzado y la grasa de tocino. Cocine y revuelva durante 5 minutos. Añada el agua y el maíz y sazone con sal y pimienta. Ponga la sopa a hervir, reduzca el fuego y deje cocinar a fuego lento por 15 minutos, tapada. Siga revolviendo hasta que las papas estén blandas.

Caliente la leche en una cazuela pequeña. Añada la leche a la sopa cinco minutos antes de que terminen los 15 minutos a fuego lento y sirva.

• SOPA ROBUSTA DE FRIJOLES NEGROS •

TIEMPO DE PREPARACIÓN: 30 MINUTOS

PORCIONES: 4

250-300 CALORÍAS

2 cucharadas de aceite de oliva

1 cebolla mediana, picada

4 dientes de ajo, pelados y picados finamente

1 cucharada de comino

1 lata de 15 onzas de frijoles negros

3 tomates, cortados en pedazos

3½ tazas de caldo de pollo

1 cucharada de jugo de limón (de un limón entero)

1 cucharadita de pimienta negra molida

1 cucharada de hojas frescas de cilantro, picadas finamente

En una sartén grande caliente el aceite de oliva. Saltee la cebolla, ajo y comino de 3 a 5 minutos. Añada los frijoles, tomate, caldo, jugo de limón y pimienta. Ponga a hervir, cubra y cocine a fuego lento por 7 minutos. Añada el cilantro y sirva.

SOPA DE BATATA Y ZANAHORIA "BIG BELL"

TIEMPO DE PREPARACIÓN: 30 MINUTOS

PORCIONES: 4

MENOS DE 200 CALORÍAS

1 cucharada de aceite de oliva o mantequilla
1 cebolla mediana, pelada y picada
1 diente de ajo, pelado y picado finamente
½ cucharadita de sal
2 batatas medianas, peladas y picadas

4 zanahorias medianas, peladas y picadas
1 cucharada de jengibre
1 taza de caldo de pollo o de verduras bajo en sodio
2 tazas de agua
¼ de taza de crema agria

En una cacerola grande, caliente el aceite o derrita la mantequilla. Añada la cebolla, ajo y sal. Cocine hasta que la cebolla esté blanda, alrededor de 3 minutos.

Añada la batata, zanahorias y jengibre. Agregue el caldo y el agua. Ponga a hervir. Reduzca el fuego y cocine a fuego lento hasta que las verduras estén bien blandas, alrededor de unos 15 minutos.

Drene las verduras y con cuidado póngalas en la licuadora. Licúe hasta que la consistencia sea suave y uniforme. Agregue la crema agria y licúe. Pruebe y añada sal al gusto. Sirva.

• SOPA "DEL TÍO JOHNNY" •

TIEMPO DE PREPARACIÓN: 30 MINUTOS O MENOS

PORCIONES: 4

MENOS DE 200 CALORÍAS

2 tazas de frijoles cannellini
1 tira de tocino, opcional
4 cucharadas de aceite de oliva
1 cebolla mediana, picada finamente
1½ tallos de apio, picados finamente
½ zanahoria, picada finamente

1 lata de 15 onzas de tomates italianos
  o tomates cocidos
1 lata de 15 onzas de caldo de pollo o
  de verduras
Sal y pimienta al gusto

Haga puré una taza de frijoles en una procesadora de alimentos o licuadora.

Cocine la tira de tocino y desmenúcela, si la va a usar.

Caliente el aceite en una cazuela grande, añada la cebolla y cocine hasta ablandarla, alrededor de 3 minutos. Añada el apio, zanahoria y tomates y cocine durante otros 7 minutos.

Caliente el caldo y viértalo en la cazuela. Incorpore gradualmente los frijoles y la taza de frijoles hecha puré. Añada el tocino. Cocine a fuego lento por 15 minutos aproximadamente. Sazone con sal y pimienta y sirva.

• SOPA "SANA" DE ZAPALLO ANCO •

TIEMPO DE PREPARACIÓN: 60 MINUTOS

PORCIONES: 4

300 CALORÍAS

2 cucharadas de mantequilla
1 cebolla pequeña, picada
1 tallo de apio, picado
1 zanahoria mediana, picada
2 papas medianas, cortadas en
  cuadritos

1 zapallo anco mediano, pelado, sin
  semillas y cortado en cuadritos
1 envase de 32 onzas de caldo de pollo
Sal y pimienta negra recién molida
a gusto

Derrita la mantequilla en una cacerola grande. Cocine la cebolla, apio, zanahoria, papas y calabaza durante 5 minutos o hasta que la cebolla esté ligeramente dorada. Vierta suficiente caldo de pollo para cubrir las verduras. Ponga a hervir. Reduzca el fuego, tape la cacerola y deje cocinar a fuego lento durante 40 minutos o hasta que se ablanden las verduras.

Transfiera la sopa cuidadosamente a una licuadora y licúe hasta que la consistencia sea suave y uniforme. Devuelva la sopa a la cacerola y añádale cualquier sobrante de caldo hasta alcanzar la consistencia deseada. Sazone con sal y pimienta y sirva.

• SOPA "SUCULENTA" DE CREMA DE TOMATE •

TIEMPO DE PREPARACIÓN: 30 MINUTOS

PORCIONES: 4

MENOS DE 200 CALORÍAS

2 dientes de ajo, pelados y picados
  finamente
4 cucharadas de mantequilla
3 cucharadas de harina
3 tazas de caldo de pollo
9 onzas de pasta de tomate

1 cucharada de azúcar blanca
1 cucharadita de sal
¼ de cucharadita de pimienta molida
1 hoja de laurel
½ taza de mezcla de crema y leche
  (*half-and-half*)

En una cacerola grande, saltee el ajo en mantequilla de 1 a 2 minutos. Agregue la harina y revuelva hasta que esté mezclada, luego añada lentamente el caldo de pollo. Añada la pasta de tomate y revuelva hasta que esté bien mezclada.

Añada el azúcar, la sal y la pimienta. Revuelva. Añada la hoja de laurel.

Ponga a hervir, cocinando y revolviendo durante 5 minutos, hasta que la mezcla esté espesa. Reduzca el calor y revuelva lentamente incorporando la mezcla de crema y leche. Deje cocinando a fuego lento de 3 a 5 minutos. Saque la hoja de laurel. Sirva.

• LA SIEMPRE CONFIABLE SOPA DE LENTEJAS •

TIEMPO DE PREPARACIÓN: 60 MINUTOS

PORCIONES: 8

300 CALORÍAS

1½ tazas de lentejas rojas, enjuagadas
2 tallos de apio, picados
½ cebolla, picada
1 zanahoria mediana, pelada y picada
1 cucharadita de orégano seco
½ taza de arroz integral o blanco

½ taza de hojas de perejil, picadas
1 taza de tomates picados
10 tazas de caldo de verduras o de pollo
Sal y pimienta al gusto

Combine los ingredientes en una cacerola grande para sopa. Ponga a hervir, luego reduzca el fuego a lento. Cubra la cacerola y deje cocinar durante 45 minutos o hasta que las lentejas estén blandas. Ajuste la sal y la pimienta al gusto y sirva.

• SOPA "TRITURADORA" DE GARBANZOS •

TIEMPO DE PREPARACIÓN: 40 MINUTOS

PORCIONES: 4

MENOS DE 200 CALORÍAS

1 cucharada de aceite de oliva
1 cebolla picada
1 diente de ajo, pelado y picado
   finamente
2 tallos de apio, picados
1 pimiento verde, picado
2 cucharaditas de hojas de romero,
   picadas finamente

½ cucharadita de albahaca seca
Una lata de 15 onzas de salsa de
tomate
Una lata de 15 onzas de garbanzos
½ cucharadita de orégano seco
½ cucharadita de perejil seco
4 tazas de agua
Sal y pimienta al gusto

Caliente el aceite a fuego mediano en una cacerola grande. Añada la cebolla, ajo, apio, pimiento verde, romero y albahaca. Saltee durante 5 minutos aproximadamente o hasta que las cebollas estén blandas.

Añada la salsa de tomate, garbanzos, orégano, perejil y agua. Reduzca a fuego lento, tape la cacerola y cocine durante 30 minutos. Sazone con sal y pimienta al gusto. Sirva.

Opcional: Licúe la mitad de la sopa para hacer un puré suave y luego incorpórelo nuevamente a la cacerola con el resto de la sopa.

• SOPA "VALEROSA" DE ZANAHORIAS •

TIEMPO DE PREPARACIÓN: 40 MINUTOS

PORCIONES: 4

MENOS DE 200 CALORÍAS

2 cucharadas de mantequilla de crema dulce
1 cebolla grande, picada
2½ tazas de zanahorias cortadas en cuadritos
½ cucharadita de raíz de jengibre rallada

2 tazas de caldo de verduras o de pollo
1 taza de agua
2 cucharadas de eneldo fresco picado
½ taza de crema espesa batida
Sal y pimienta al gusto
¼ de taza de crema agria

Derrita la mantequilla en una cacerola mediana. Añada la cebolla, tape la cacerola y cocine a fuego lento por 20 minutos. Añada las zanahorias, jengibre, caldo, agua y eneldo, luego ponga a hervir. Reduzca el calor y cocine a fuego lento hasta que, al pincharlas, las zanahorias estén blandas.

Saque la cacerola del fuego y transfiera con cuidado la sopa a una licuadora. Comience usando la modalidad de pulsación (pulse) y luego incremente la velocidad para lograr un puré de consistencia cremosa y uniforme.

Regrese la sopa a la cacerola y añada la crema, cocine revolviendo a fuego intenso hasta que se caliente (pero que no llegue a hervir).

Añada sal y pimienta al gusto. Corone con crema agria. Sirva.

• ESTOFADO DE RES "PARA CHUPARSE HASTA LOS HUESOS" •

TIEMPO DE PREPARACIÓN: 1 HORA Y MEDIA

PORCIONES: 6

300 CALORÍAS

2 libras de aguja de res sin hueso, cortada en cuadritos de 1 pulgada
3 cucharadas de harina
2 cucharadas de aceite vegetal
2 cebollas amarillas, cortadas en pedazos de 1 pulgada
1 diente de ajo, pelado y picado finamente
3 tazas de caldo o sustancia de res
2 zanahorias medianas, peladas y picadas

2 tallos de apio, cortados en pedazos de 1 pulgada
1 hoja de laurel
¼ de cucharadita de romero seco
¼ de cucharadita de tomillo seco
1 cucharadita de sal
1 libra de papas *Yukon gold*, peladas y cortadas en pedazos grandes
Pimienta al gusto

Cubra la carne con harina. Caliente el aceite en una cacerola grande, ya sea convencional o de hierro, con tapa hermética a fuego medio-alto. Añada la carne, dorando por todos los lados.

Una vez dorada la carne, sáquela de la cacerola y póngala en un tazón, dejando el aceite y la grasa sobrante en la cacerola. Baje el fuego a mediano. Añada las cebollas y saltee durante 5 minutos aproximadamente.

Añada el ajo y cocine durante 1 minuto.

Añada el caldo, zanahorias, apio, hoja de laurel, romero, tomillo, carne y sal. Vuelva a cocinar la sopa a fuego lento, cubra y cocine durante unos 40 minutos aproximadamente.

Añada las papas y cocine a fuego lento, tapada la cacerola, durante 20 minutos.

Quite la tapa, suba el fuego a mediano y revuelva ocasionalmente durante 20 minutos o hasta que la carne y las verduras están blandas. Saque la hoja de laurel. Sazone al gusto y sirva.

Si el cocido está demasiado espeso, ajuste añadiendo más caldo o agua.

• SOPA "SUCULENTA" DE ZAPALLO ANCO •

TIEMPO DE PREPARACIÓN: 60 MINUTOS

PORCIONES: 6

MENOS DE 200 CALORÍAS

2 cucharadas de mantequilla sin sal
1 cebolla grande, cortada en pedazos
3 tazas de zapallo anco, pelado, sin semillas y cortado en cuadritos
1 manzana verde *Granny Smith*, pelada, sin corazón y picada en cuadritos
1 taza de zanahorias, peladas y en cuadritos

1 taza de sidra de manzana
3 tazas de caldo de pollo bajo en sodio
½ cucharadita de tomillo fresco picado
½ taza de crema *light*
¼ de cucharadita de nuez moscada molida
1 cucharadita de sal
¼ de cucharadita de pimienta recién molida

Derrita la mantequilla en una cacerola grande a fuego mediano-alto. Añada la cebolla y revuelva hasta que se ablande, durante unos 5 minutos. Añada el zapallo anco y la manzana y saltee durante 5 minutos, o hasta que comiencen a ablandarse

Añada las zanahorias, sidra, caldo y tomillo y ponga a hervir. Reduzca a fuego lento, tape la cacerola y cocine hasta que el zapallo anco y las zanahorias estén blandos, de 15 a 20 minutos aproximadamente.

Con cuidado, licúe la sopa por partes hasta hacerla puré. Una vez que esté totalmente hecha puré, regrese la sopa a la cacerola y vuelva a ponerla al fuego. Añada la crema y revuelva. Sazone con nuez moscada, sal y pimienta. Deje a fuego lento durante 5 minutos aproximadamente y luego sírvala.

• GAZPACHO •

TIEMPO DE PREPARACIÓN: 30 MINUTOS (NO INCLUYE EL TIEMPO DE REFRIGERACIÓN)

PORCIONES: 4

MENOS DE 200 CALORÍAS

3 tomates picados

1 pepino grande, pelado y picado

½ cebolla morada, picada

1 pimiento amarillo, picado

1 diente de ajo, pelado y picado finamente

1 tallo de apio, picado

1 cucharada de aceite de oliva extra virgen

2 cucharadas de vinagre de vino

2 cucharadas de jugo de limón

3 tazas de jugo de cóctel de verduras

Combine todos los ingredientes en un tazón de cristal y mezcle. Cubra y refrigere por lo menos durante 3 horas para que los sabores se mezclen. Sirva bien frío.

Glosario en orden alfabético
(español-inglés)

aceite de linaza	flaxseed oil
aceite de oliva	olive oil
aceite de oliva extra virgen	extra virgin olive oil
aceite vegetal	vegetable oil
aceituna	olive
acelga	Swiss chard
achicoria	chicory
aderezo sin grasa	fat-free dressing
agua	water
agua con gas	fizzy water
agua con sabor	flavored water
aguja de res sin hueso	boneless beef chuck roast
ajo	garlic
albahaca fresca	fresh basil
albahaca seca	dried basil
albaricoque	apricot
alcachofa	artichoke
almejas	clams
almendras	almonds
anacardos	cashews
apio	celery
arándanos	cranberries
arándanos azules	blueberries
arroz blanco	white rice
arroz inflado	puffed rice

arroz integral	brown rice
arvejas	snap peas
arvejas dulces	sugar snap peas
atún	tuna
atún de aleta amarilla (rabil)	yellowfin tuna
avena	oatmeal
azúcar	sugar
azúcar blanca	white sugar
azúcar morena	brown sugar
bacalao	cod
bagel	bagel
banana	banana
barritas de fruta	fruit bars
batata	sweet potato
batido	shake
batido de proteína	protein shake
bebida preparada	mixed drink
bebidas	beverages
bebidas deportivas	sports drinks
berenjena	eggplant
brócoli	broccoli
cacahuete	peanut
cacao	cocoa
café	coffee
calabacita	zucchini
caldo de pollo	chicken broth
caldo de verduras	vegetable broth
caldo o sustancia de res	beef broth or stock
camarón	shrimp
canela	cinnamon
cangrejo	crab
carne	meat
carne de res asada	roast beef
carne de res asada sin grasa	lean roast beef
carne magra	lean meat
ketchup	ketchup
cebolla	onion
cebolla amarilla	yellow onion
cebolla blanca	white onion
cebolla morada	red onion
cebollinos	scallions

centeno	rye
cereal	cereal
cereal seco	dry cereal
cereal sin azúcar	sugar-free cereal
cerezas	cherries
cerveza *light*	light beer
chips	potato chips
chocolate semidulce	semisweet chocolate
cilantro fresco	fresh cilantro
claras de huevo	egg whites
cocido	stew
col de Bruselas	Brussels sprouts
col rizada	kale
coliflor	cauliflower
comida	meal
comino	cumin
crema	cream
crema agria	sour cream
crema batida	whipped cream
crema de almejas	clam chowder
crema de tomate	tomato bisque
crema de trigo	Cream of Wheat
crema espesa batida	heavy whipping cream
crema *light*	light cream
crutones	croutons
cucharada	tablespoon
cucharadita	teaspoon
dátiles	dates
"deditos" de pollo	chicken fingers
dientes de ajo	garlic cloves
dip	dip
edamame (frijoles *baby* de soya)	edamame (baby soy beans)
empanadillas chinas	pot stickers
eneldo fresco	fresh dill
ensalada grande	large salad
ensalada mediana	medium salad
ensalada pequeña	small salad
especias	spices
espinaca	spinach
fideos de huevo, anchos	wide egg noodles
flatbread	flatbread

frambuesas	raspberries
frapuchino	frappuccino
fresas	strawberries
frijoles *baby* de soya	baby soy beans
frijoles cannellini	cannellini beans
frijoles en salsa de tomate con especias y endulzados	baked beans
frijoles negros	black beans
frijoles rojos	red beans
fruta	fruit
fruta congelada	frozen fruit
fruta enlatada	canned fruit
fruta fresca	fresh fruit
frutas secas	dry fruit
galleta *Graham*	graham cracker
galletas de arroz inflado	rice cakes
galletas saladas	saltines
garbanzos	chickpeas
gaseosa de dieta	diet soda
gaseosa regular	regular soda
granada	pomegranate
grano de maíz	niblet corn
granola	granola
granos de maíz	corn kernels
guisantes	peas
guisantes partidos	split peas
guisantes Wasabi	wasabi peas
halibut	halibut
harina	flour
hibisco	hibiscus
higos secos	dried figs
hoja de laurel	bay leaf
hojas de mostaza	mustard greens
hojas de romero	rosemary leaves
hongo portobello	Portobello mushroom
hongos	mushrooms
huevo	egg
hummus	hummus
jengibre	ginger
jugo de cóctel de verduras	vegetable cocktail juice
jugo de limón	lime juice

jugo natural	fresh juice
kiwi	kiwi
langosta	lobster
lasca	slice
latte	latte
leche baja en grasa	low-fat milk
leche de almendras sin azúcar	unsweetened almond milk
leche de cabra	goat milk
leche de coco sin azúcar	unsweetened coconut milk
leche de soya	soy milk
leche de soya sin azúcar	unsweetened soy milk
leche de vaca desnatada	low-fat milk
leche de vaca baja en grasa	reduced-fat milk
leche de vaca con 1% de grasa	1-percent fat milk
leche de vaca descremada sin grasa	fat-free skim milk
leche de vaca sin grasa	fat-free milk
leche descremada	skim milk
leche entera	whole milk
lechuga	lettuce
lechuga rizada	leaf lettuce
lechuga romana	romaine lettuce
lechugas diversas	greens
lentejas	lentils
lentejas rojas	red lentils
licuado	smoothie
lima	lemon
limón	lime
limonada	lemonade
maíz cremoso	cream-style corn
mantequilla	butter
mantequilla de almendras	almond butter
mantequilla de cacahuete	peanut butter
mantequilla de crema dulce	sweet cream butter
mantequilla de nuez cruda	raw nut butter
mantequilla sin sal	unsalted butter
manzana	apple
manzana verde Granny Smith	Granny Smith apple
Matzos	matzo
mayonesa	mayo/mayonnaise
mejillones	mussels
melocotón (durazno)	peach

merienda	snack
mezcla de crema y leche (*half-and-half*)	half-and-half
mezcla de frutas secas y nueces	trail mix
migas de pan tostado	bread crumbs
moras	blackberries
mortadela	bologna
mostaza	mustard
mostaza *Dijón*	Dijon mustard
naranja	orange
naranja *Navel*	navel orange
nectarina	nectarine
sorbete de fruta	fruit sorbet
nueces crudas	raw nuts
nueces crudas	raw walnuts
nueces pacanas	pecans
nuez moscada	nutmeg
nuez moscada molida	ground nutmeg
orégano seco	dried oregano
ostras	oysters
paletas de sorbete de chocolate	Fudgsicles
paletas de sorbete de fruta	Popsicles
palomitas de maíz	popcorn
pan 100% de grano entero	100-percent whole-grain bread
pan 100% de trigo entero	100-percent whole-wheat toast
panecillo	muffin
panqueques	pancakes
papa	potato
papas blancas	white potatoes
papas fritas	French fries
papas *Yukon gold*	Yukon gold potatoes
pasas	raisins
pasta de tomate	tomato paste
pavo	turkey
pechuga de pollo	chicken breast
pepinillo dulce	sweet pickle
pepinillos en conserva	dill pickles
pepino	cucumber
pera	pear
peras rojas	red pears
perejil fresco	fresh parsley
perejil seco	dried parsley

pescado	fish
pieza	piece
pimienta	pepper
pimienta molida	ground pepper
pimiento amarillo	yellow pepper
pimiento verde	green bell pepper
pimientos	bell peppers
pimientos rojos dulces	red peppers
piña	pineapple
pistaches	pistachios
pistaches sin corteza	shelled pistachios
pollo	chicken
pollo con fideos	chicken noodle
porción	serving
pretzel	pretzel
proteína de suero aislado	whey isolate
proteína de suero hidrolizado	hydrolyzed whey
proteína en polvo	whey protein powder
pudín	pudding
pudín de mandioca	tapioca pudding
puré de manzana	apple sauce
que no proceda de concentrado	not from concentrate
queso	cheese
queso azul	blue cheese
queso cheddar bajo en grasa	low-fat cheddar cheese
queso *cottage*	cottage cheese
queso crema	cream cheese
queso feta	feta cheese
queso *light*	light cheese
queso *mozzarella*	mozzarella cheese
queso parmesano	parmesan cheese
queso parmesano rallado	grated parmesan cheese
queso ricota	ricotta
rábanos	radishes
raíz de jengibre	gingerroot
ramilletes de brócoli	broccoli florets
rebanada	slice
recién exprimida	freshly squeezed
remolacha	beet
repollo	collard greens
romero	rosemary

romero seco	dried rosemary
rosquillas	doughnuts
sal	salt
sal de mar	sea salt
sal Kosher	Kosher salt
salmón ahumado	smoked salmon
salmón fresco	fresh salmon
salsa	sauce
salsa de soya	soy sauce
salsa de tomate	tomato sauce
salsa inglesa	Worcestershire sauce
sandía	watermelon
sándwich	sandwich
sazón para pollo	poultry seasoning
semillas de amapola	poppy seeds
semillas de calabaza	pumpkin seeds
semillas de girasol	sunflower seeds
semillas de linaza	flaxseeds
sémola de maíz	grits
sidra de manzana	apple cider
sirope	syrup
sodio	sodium
sopa	soup
taza	cup
tazón	bowl
tazón pequeño	small bowl
tocino	bacon
tocino de pavo	turkey bacon
tomate	tomato
tomate cocido	stewed tomato
tomate italiano	plum tomato
tomate uva	grape tomato
tomillo fresco	fresh thyme
tomillo seco	dried thyme
toronja	grapefruit
tortilla	omelet
tortilla de maíz	corn tortilla
tostadas de grano entero marca Melba	whole-grain Melba toast
tostadas de trigo entero marca Melba	whole-wheat Melba toast
trocitos de tocino	bacon bits
uvas	grapes

uvas negras sin semilla	seedless black grapes
uvas oscuras sin semilla	dark seedless grapes
uvas rojas sin semilla	red seedless grapes
vegetales	vegetables
vegetales congelados	frozen vegetables
vegetales en cuadritos	diced veggies
vegetales enlatados	canned vegetables
vegetales de hoja verde	green leafy vegetables
verduras	vegetables
vieiras	scallops
vieiras de agua salada	sea scallops
vieiras de bahía	bay scallops
vinagre balsámico	balsamic vinegar
vinagre de sidra de manzana	apple cider vinegar
vinagre de vino	wine vinegar
vinagreta sin grasa	fat-free vinaigrette
vino	wine
vino blanco	white wine
vino tinto	red wine
waffle belga	Belgian waffle
yogur bajo en grasa	low-fat yogur
yogur con frutas	yogur parfait
yogur griego	Greek yogur
yogur natural	plain yogur
yogur sin grasa	fat-free yogur
zanahoria	carrot
zanahorias *baby*	baby carrots
zapallo anco	butternut squash

Glosario en orden alfabético (inglés-español)

1-percent fat milk	leche de vaca con 1% de grasa
100-percent whole-grain bread	pan 100% de grano entero
100-percent whole-wheat toast	pan 100% de trigo entero
almond butter	mantequilla de almendras
almonds	almendras
apple	manzana
apple cider	sidra de manzana
apple cider vinegar	vinagre de sidra de manzana
apple sauce	puré de manzana
apricot	albaricoque
artichoke	alcachofa
baby carrots	zanahorias *baby*
baby soy beans	frijoles *baby* de soya
bacon	tocino
bacon bits	trocitos de tocino
bagel	*bagel*
baked beans	frijoles en salsa de tomate con especias y endulzados
balsamic vinegar	vinagre balsámico
banana	banana
bay leaf	hoja de laurel
bay scallops	vieiras de bahía
beef broth or stock	caldo o sustancia de res
beet	remolacha
Belgian waffle	waffle belga
bell peppers	pimientos

beverages	bebidas
black beans	frijoles negros
blackberries	moras
blue cheese	queso azul
blueberries	arándanos azules
bologna	mortadela
boneless beef chuck roast	aguja de res sin hueso
bowl	tazón
bread crumbs	migas de pan tostado
broccoli	brócoli
broccoli florets	ramilletes de brócoli
brown rice	arroz integral
brown sugar	azúcar morena
Brussels sprouts	col de Bruselas
butter	mantequilla
butternut squash	zapallo anco
canned fruit	fruta enlatada
canned vegetables	vegetales enlatados
cannellini beans	frijoles cannellini
carrot	zanahoria
cashews	anacardos
cauliflower	coliflor
celery	apio
cereal	cereal
cheese	queso
cherries	cerezas
chicken	pollo
chicken breast	pechuga de pollo
chicken broth	caldo de pollo
chicken fingers	"deditos" de pollo
chicken noodle	pollo con fideos
chickpeas	garbanzos
chicory	achicoria
cinnamon	canela
clam chowder	crema de almejas
clams	almejas
cocoa	cacao
cod	bacalao
coffee	café
collard greens	repollo
corn kernels	granos de maíz

corn tortilla	tortilla de maíz
cottage cheese	queso *cottage*
crab	cangrejo
cranberries	arándanos
cream	crema
cream cheese	queso crema
Cream of Wheat	crema de trigo
cream-style corn	maíz cremoso
croutons	crutones
cucumber	pepino
cumin	comino
cup	taza
dark seedless grapes	uvas oscuras sin semilla
dates	dátiles
diced veggies	vegetales en cuadritos
diet soda	gaseosa de dieta
Dijon mustard	mostaza *Dijón*
dill pickles	pepinillos en conserva
dip	dip
doughnuts	rosquillas
dried basil	albahaca seca
dried figs	higos secos
dried oregano	orégano seco
dried parsley	perejil seco
dried rosemary	romero seco
dried thyme	tomillo seco
dry cereal	cereal seco
dry fruit	frutas secas
edamame (baby soy beans)	edamame (frijoles *baby* de soya)
egg	huevo
egg whites	claras de huevo
eggplant	berenjena
extra virgin olive oil	aceite de oliva extra virgen
fat-free dressing	aderezo sin grasa
fat-free milk	leche de vaca sin grasa
fat-free skim milk	leche de vaca descremada sin grasa
fat-free vinaigrette	vinagreta sin grasa
fat-free yogur	yogur sin grasa
feta cheese	queso feta
fish	pescado
fizzy water	agua con gas

flatbread	*flatbread*
flavored water	agua con sabor
flaxseed oil	aceite de linaza
flaxseeds	semillas de linaza
flour	harina
frappuccino	*frapuchino*
French fries	papas fritas
fresh basil	albahaca fresca
fresh cilantro	cilantro fresco
fresh dill	eneldo fresco
fresh fruit	fruta fresca
fresh juice	jugo natural
fresh parsley	perejil fresco
fresh salmon	salmón fresco
fresh thyme	tomillo fresco
freshly squeezed	recién exprimida
frozen fruit	fruta congelada
frozen vegetables	vegetales congelados
fruit	fruta
fruit bars	barritas de fruta
fruit sorbet	sorbete de fruta
Fudgsicles	paletas de sorbete de chocolate
garlic	ajo
garlic cloves	dientes de ajo
ginger	jengibre
gingerroot	raíz de jengibre
goat milk	leche de cabra
graham cracker	galleta *Graham*
Granny Smith apple	manzana verde Granny Smith
granola	granola
grape tomato	tomate uva
grapefruit	toronja
grapes	uvas
grated parmesan cheese	queso parmesano rallado
Greek yogur	yogur griego
green bell pepper	pimiento verde
green leafy vegetables	vegetales de hoja verde
greens	lechugas diversas
grits	sémola de maíz
ground nutmeg	nuez moscada molida
ground pepper	pimienta molida

half-and-half	mezcla de crema y leche (*half-and-half*)
halibut	halibut
heavy whipping cream	crema espesa batida
hibiscus	hibisco
hummus	*hummus*
hydrolyzed whey	proteína de suero hidrolizado
kale	col rizada
ketchup	*ketchup*
kiwi	kiwi
Kosher salt	sal Kosher
large salad	ensalada grande
latte	*latte*
leaf lettuce	lechuga rizada
lean meat	carne magra
lean roast been	carne de res asada sin grasa
lemon	lima
lemonade	limonada
lentils	lentejas
lettuce	lechuga
light beer	cerveza *light*
light cheese	queso *light*
light cream	crema *light*
lime	limón
lime juice	jugo de limón
lobster	langosta
low-fat cheddar cheese	queso *cheddar* bajo en grasa
low-fat milk	leche desnatada
low-fat milk	leche de vaca desnatada
low-fat yogur	yogur bajo en grasa
matzo	Matzos
mayo/mayonnaise	mayonesa
meal	comida
meat	carne
medium salad	ensalada mediana
mixed drink	bebida preparada
mozzarella cheese	queso *mozzarella*
muffin	panecillo
mushrooms	hongos
mussels	mejillones
mustard	mostaza
mustard greens	hojas de mostaza

navel orange	naranja *Navel*
nectarine	nectarina
niblet corn	grano de maíz
not from concentrate	que no proceda de concentrado
nutmeg	nuez moscada
oatmeal	avena
olive	aceituna
olive oil	aceite de oliva
omelet	tortilla
onion	cebolla
orange	naranja
oysters	ostras
pancakes	panqueques
parmesan cheese	queso parmesano
peach	melocotón (durazno)
peanut	cacahuete
peanut butter	mantequilla de cacahuete
pear	pera
peas	guisantes
pecans	nueces pacanas
pepper	pimienta
piece	pieza
pineapple	piña
pistachios	pistaches
plain yogur	yogur natural
plum tomato	tomate italiano
pomegranate	granada
popcorn	palomitas de maíz
poppy seeds	semillas de amapola
Popsicles	paletas de sorbete de fruta
Portobello mushroom	hongo portobello
pot stickers	empanadillas chinas
potato	papa
potato chips	*chips*
poultry seasoning	sazón para pollo
pretzel	*pretzel*
protein shake	batido de proteína
pudding	pudín
puffed rice	arroz inflado
pumpkin seeds	semillas de calabaza
radishes	rábanos

raisins	pasas
raspberries	frambuesas
raw nut butter	mantequilla de nuez cruda
raw nuts	nueces crudas
raw walnuts	nueces crudas
red beans	frijoles rojos
red lentils	lentejas rojas
red onion	cebolla morada
red pears	peras rojas
red peppers	pimientos rojos dulces
red seedless grapes	uvas rojas sin semilla
red wine	vino tinto
reduced-fat milk	leche de vaca baja en grasa
regular soda	gaseosa regular
rice cakes	galletas de arroz inflado
ricotta	queso ricota
roast beef	carne de res asada
romaine lettuce	lechuga romana
rosemary	romero
rosemary leaves	hojas de romero
rye	centeno
sauce	salsa
salt	sal
saltines	galletas saladas
sandwich	sándwich
scallions	cebollinos
scallops	vieiras
sea salt	sal de mar
sea scallops	vieiras de agua salada
seedless black grapes	uvas negras sin semilla
semisweet chocolate	chocolate semidulce
serving	porción
shake	batido
shelled pistachios	pistaches sin corteza
shrimp	camarón
skim milk	leche descremada
slice	lasca
slice	rebanada
small bowl	tazón pequeño
small salad	ensalada pequeña
smoked salmon	salmón ahumado

smoothie	licuado
snack	merienda
snap peas	arvejas
sodium	sodio
soup	sopa
sour cream	crema agria
soy milk	leche de soya
soy sauce	salsa de soya
spices	especias
spinach	espinaca
split peas	guisantes partidos
sports drinks	bebidas deportivas
stew	cocido
stewed tomato	tomate cocido
strawberries	fresas
sugar	azúcar
sugar snap peas	arvejas dulces
sugar-free cereal	cereal sin azúcar
sunflower seeds	semillas de girasol
sweet cream butter	mantequilla de crema dulce
sweet pickle	pepinillo dulce
sweet potato	batata
Swiss chard	acelga
syrup	sirope
tablespoon	cucharada
tapioca pudding	pudín de mandioca
teaspoon	cucharadita
tomato	tomate
tomato bisque	crema de tomate
tomato paste	pasta de tomate
tomato sauce	salsa de tomate
trail mix	mezcla de frutas secas y nueces
tuna	atún
turkey	pavo
turkey bacon	tocino de pavo
unsalted butter	mantequilla sin sal
unsweetened almond milk	leche de almendras sin azúcar
unsweetened coconut milk	leche de coco sin azúcar
unsweetened soy milk	leche de soya sin azúcar
vegetable broth	caldo de verduras
vegetable cocktail juice	jugo de cóctel de verduras

vegetable oil	aceite vegetal
vegetables	vegetales
vegetables	verduras
wasabi peas	guisantes Wasabi
water	agua
watermelon	sandía
whey isolate	proteína de suero aislado
whey protein powder	proteína en polvo
whipped cream	crema batida
white onion	cebolla blanca
white potatoes	papas blancas
white rice	arroz blanco
white sugar	azúcar blanca
white wine	vino blanco
whole milk	leche entera
whole-grain Melba toast	tostadas de grano entero marca Melba
whole-wheat Melba toast	tostadas de trigo entero marca Melba
wide egg noodles	fideos de huevo, anchos
wine	vino
wine vinegar	vinagre de vino
Worcestershire sauce	salsa inglesa
yellow onion	cebolla amarilla
yellow pepper	pimiento amarillo
yellowfin tuna	atún de aleta amarilla (rabil)
yogur parfait	yogur con frutas
Yukon gold potatoes	papas *Yukon gold*
zucchini	calabacita

El **Dr. Ian K. Smith** es colaborador médico del programa *The Rachael Ray Show* y presentador del programa de radio de difusión nacional *HealthWatch*; y durante seis temporadas ha sido el médico/dietético experto del programa *Celebrity Fit Club* de VH1. El Dr. Smith es fundador de las importantes iniciativas nacionales de salud *50 Million Pound Challenge* y *Makeover Mile*, que han ayudado a millones de personas a perder peso y mejorar su salud. Es graduado de Harvard, Columbia y de la Facultad Pritzker de Medicina de la Universidad de Chicago. En el 2010, el presidente Barack Obama lo nombró miembro del Comité Presidencial de Buena Forma Física, Deportes y Nutrición.

Visítelo en www.doctoriansmith.com
y en @doctoriansmith en Twitter.